助人者的自我疗愈

治疗师聚焦

［日］吉良安之 著

李明 译

上海社会科学院出版社

推荐序

心理咨询师、治疗师入行时经常充满浪漫主义的理想憧憬，但一旦真正执业，不久就会发现原来自己进入了充满着冰与火的磨练的地方。在与来访者的互动中，有时候存在高张力的互动、化解攻击的压力；在深度心理探索中，进入人性的深渊也是家常便饭；听闻一件件创伤的过去和绝望，让人不知该如何面对生活。在生活伦理边界徘徊的来访者，下意识地邀请了倾听者进入他们的犹豫中……这所有的点点滴滴，慢慢给心理工作者自身带来了心身健康的威胁，并且进一步影响了他们对案例工作的胜任能力，几乎所有的心理咨询师都曾经历过一次或多次职业耗竭的阶段。虽然我们大部分人闯了过来，但听到身边同行因身体健康问题、家庭婚姻变故而倒下、突破职业伦理边界，也是心有戚戚。

2011年时，我邀请日本九州大学吉良安之教授（也是当时的日本聚焦学会主席）来中国上海教授聚焦取向疗法时，他在工作坊中进行了"心理治疗师的自我疗愈和自我督导"技术的教学，让我耳目一新。我之前对心理咨询师的耗竭和高压问题，多把解决之道放在心理咨询师的精神分析体验分析、督导上，或最多扩展到阅读、旅行等方面。但吉良教授提示了心理咨询师可以运用本身的全身心的潜能来修复、疗愈，同时在这样的疗愈、修复中还可以对自己的案例进行督导。我在现场马上感受到了这一方式的魅力所在。在工作坊，我有机会和吉良教授进一步交流了这方面的工作，发现他的工作起点其实除了聚焦取向，还有精神分析取向，因为吉良教授在之前还接受过完整的精神分析训练，在他的自我疗愈方式中包含对多种疗法工作中自我修复和督导的意义。之后，在吉良教授第二次来上海教学的晚间，我带他去吃他十分喜欢的中国烤羊肉时，他对我提及他已经在日本出版了这方面的相关作品。我当时立即表达了引进中译本的愿望，于是双方一拍即合。当时在场的另一位中国聚焦训练师李明老师也立即同意加入翻译，并且在几个月内翻译好了这本书，这大约是2013年初。

但世事难以预料，事情的成功真的是要因缘条件的具备。若因缘条件未具时，再努力也是白费。已经翻译的此书在出版上遇到了困难。因为特殊的主题，当时没有出版社愿意接受这么有价值的一本作品，之后努力了多年，一直没有成功出版。不过，幸好我不是宿命论者，抱着"因上努力，果上随缘"之心一直在寻找机会……2018年，终于因缘合和，我的学生周需编辑与我联系了可能出版此书的事，我决定启用赞助心理学前沿作品出版的南嘉公益基金赞助此书的出版。

《助人者的自我疗愈：治疗师聚焦》，是吉良教授的一部重要作品，它的意义不光是理论上的，更是实践上的。这得益于他曾经接受过日本精神分析家的训练，他的工作本身就是带有精神分析取向色彩的，虽然他也是聚焦协调员和训练师，其实正是聚焦促进了他对自身工作经验的反思，包括对精神分析工作的反思和补充。在聚焦传承中，这种多元性的发展一直是被充分鼓励的，因为聚焦所涉及的体验过程其实是跨疗法学派的，与人类的心身体验过程相关的。此书从多个角度进行阐述和教学，除了本身所呈现的聚焦取向，也包括精神分析，例如对自身反移情如何进行有效工作，以修通疗愈自己和督导自己，这在精神分析传统工作中其实是缺乏的。同时，作品也从案例实践角度呈现了方法的运用，使阅读的心理咨询师等能够更好地学习和运用"心理治疗师的自我疗愈"技术，并且进行适当的案例自我督导。

因为作品所指示的对心理学工作者的心身健康的意义以及自我督导的意义，所以我推荐无论何种疗法学派的心理咨询师，为了案例工作、为了自己，也是为了你自己的家人，都应该读一读这本书，所谓开卷有益，心身安乐，家庭和睦，长命百岁，事业吉祥。

徐　钧

2019年3月，中国Focusing中心

译者序

我接触治疗师聚焦是2011年从担任吉良安之老师在上海工作坊的翻译开始的。当翻译的好处就是可以和老师零距离，可以感受到老师语言之外的"暗在复杂性"，这对理解聚焦尤为重要。

有一天，徐钧老师拿着吉良老师的书到我家问我愿不愿意翻译。我想也没想凭感觉就欣然同意了。我甚至没有去关心出版事宜，马上就着手翻译了。按一般出版程序，译者要等到出版社获得版权，和出版社签好翻译合同后才开始翻译。几个月后译稿完成，这时候才发现并没有出版社愿意出版！

我对此似乎没有一点沮丧、失落的感觉，因为我已经在翻译的过程中获益良多！书一时不能出版并不妨碍我在聚焦中实践书中的内容。

数年来，我在实践中对本书内容感受最深的就是吉良老师原创的"确认整体"法。

治疗师聚焦中的体会往往是治疗师（聚焦者）、倾听者、来访者等几个人体验相互交错、重合的体会（吉良，2010；池见，2016）。对于这种复杂的体会吉良老师开发出了"确认整体"法。我在实践中发现，"确认整体"不仅对治疗师聚焦有效，而且在几乎所有的聚焦面询中都可以运用！因为体会总是具有暗在复杂性的背景，总是具有许多侧面，不是一个象征或一个表达可以全部把握。当我向吉良老师报告这个发现后，吉良老师建议我借这本书的译者序对此做一些说明。

"确认整体"是先确认、表达关于某个情境的一个感觉，然后搁置在一边或特定地方，接着再确认、表达关于关于情境的第二个感觉，然后再搁置……这样直到所有关于这个情境的感觉都确认、表达完了，再选择其中的一个感觉深入体会进行聚焦。

下面举我们聚焦体验小组的一个关于亲密关系的面询的例子来说明"确认整体"。聚焦者用"舍不得"的"溶液"来比喻对伴侣的复杂体会，好像里面有很多东西。第1个感受叫作"害怕"，把它放在厨房的盐瓶里；第2个是"对伴侣的心疼"，把它放在乐扣瓶里；第3个和第4个是连在一起的，是"你还要让我怎么样"的"委屈"和"不在乎自己"，就让它们在身体里边；第5个是"淡淡的爱"，把它放在碗里，然后把碗放在餐桌上；第6个是"微妙的难过"，把它放在一个老式的瓶子里，然后把瓶子放在冰箱里。当聚焦者想选择从第5个感受"淡淡的爱"进入体会的瞬间，第3个感受"你还要让我怎么样"的"委屈"升起来了。于是决定从第3个感受"委屈"进入，去探索体会。当深入体会之后才发现，这6个侧面虽然外在看来相互不同甚至相互矛盾，但内在都是连为一体的，是同一个体会。聚焦者还进一步创造性地发现了体会更多的新侧面，领悟到了这个体会对于伴侣关系的新颖"意味"。聚焦者的身体过程推进了，而且明白了下一步在亲密关系中前行的方向——"坚实而通透"（详见聚焦公社公众号聚焦逐字稿："坚实而通透"）。一年后，聚焦者回顾道："'坚实而通透'已经成了我的一种存在方式。"

"确认整体"虽然和"整理空间"的搁置体验做法看上去相似，但是其作用是不同的。"确认整体"可以对一个无从下手的复杂体会找到一个合适的切入点，有时候这个切入点是原先没看到或看不到的。这个方法简单而有力，请聚焦伙伴们务必尝试一下。

感谢徐钧老师的不懈努力和支持，《助人者的自我疗愈：治疗师聚焦》终于出版了。我相信本书对于从事心理治疗、心理咨询的助人者们一定多有助益，同时期待通过这本书的媒介和治疗师聚焦的实践者们相互交流、一同前行。

李　明
2018年夏

中文版前言

这次由徐钧老师援助、李明老师翻译的《助人者的自我疗愈：治疗师聚焦》出版了，我非常高兴。

聚焦是心理治疗顺利展开时来访者体验的产生方式。这是E.简德林博士在心理治疗的研究中发现并理论化的。简德林博士还为更多的人能掌握这种体验方式开发出了方法。现在，这种方法正在普及，说各种各样语言的人们正在实践聚焦。

在日本，也一直有许多人在学习、掌握聚焦。我就是其中一人。我特别想到了这种方法对于实践心理治疗的治疗师、咨询师们会不会有用呢，于是开发了我称之为"治疗师聚焦"的方法并且通过许多实践确认了这种方法的效果。这本书在介绍我和众多治疗师和咨询师做的实践案例的同时，也论述了这种方法的意义和特征。

幸运的是，在日本这种方法受到了治疗师们的关注并且在他们的心理治疗实践中起到了作用。作为其中的一例，在本书的附录中记载了矢野皈依老师的案例报告。请一定要读一下。

我之前受到徐钧老师的邀请于2011年3月和2012年3月两次到上海教授治疗师聚焦。但遗憾的是我不会中文，起初担心这里的人们能不能理解治疗师聚焦，但是由于李明老师熟练的翻译，顺利地完成了任务。聚在一起的参加者非常热心地体验这个方法，分享了很多提问和感想。我想对他们表达衷心的感谢。

去年（2017年）8月在日本神户市召开的亚洲国际聚焦大会上，我和徐老师、李老师再次相会。今后这样的国际大会在中国也会召开，那时候我一定会再次访问中国。

通过这本《助人者的自我疗愈：治疗师聚焦》就可以向中文圈的人们介绍这种方法了。聚焦虽然原本是在西方开发、传播的，却是东方人的感觉方式和思维方式容易亲近的方法。我们可以期待亚洲会有更多的人接受聚焦。

徐老师和李老师在这本书的翻译、出版过程中付出了长期的、各种各样的辛劳。谢谢了！

吉良　安之

2018年7月

前　言

心理治疗师的自我聚焦（以下简称治疗师聚焦），是在临床个案中，治疗师应用心理聚焦技术，细心地体察自己各种感受和情绪的方法。

在心理治疗中，治疗师觉察、接纳和回应来访者的情绪体验，在这个过程中，治疗师自身也会产生各种各样的感受。治疗师一旦与来访者的情感激流共感，内心自然也会波澜起伏。

而对于治疗师来说，在离开临床治疗之后，安排一段时间来从容地体察一下自己的内心，仔细地观察自己从与来访者的关系中，或者从治疗过程中感受到了什么，是十分有益的。尤其是当治疗师处于情绪积压、能量耗竭的状态时，安排这样的时间更为重要。

治疗师聚焦是运用既有的"从身体感觉着手"的心理疗法，分析和整理治疗师自身情感体验的方法。通过这种内部工作，治疗师在疗愈自己的同时，也加深了对自己以及对来访者的理解。治疗师聚焦也展示了今后心理治疗发展的一个方向。

治疗师聚焦与督导不同。所谓督导，是治疗师接受比自己临床经验丰富的治疗师的指导，从中学习选择个案、建立关系、回应和干预等的方法。而治疗师聚焦则是治疗师按照自己的节奏，观察和体悟自己内心感受的过程。对于治疗师来说，体察内心和接受督导是同等重要的。

笔者在长期聚焦实践的基础上，开发出了这种方法，取名为"治疗师聚焦"，并与众多心理治疗师一起进行了实践。本书在介绍这种方法的概要及实施要领的同时，介绍了各种实践的案例，并论述了这些案例的意义及特征。

谈到本书的概略，第一章论述了治疗师在心理治疗工作中产生的各种各样的情感体验及其性质，强调了正视这些情感体验的必要性。第二章论述了治疗师聚焦的概要和目的。在第三章中说明了这种方法由三个阶段构成，并说明了操作的程序和要领。

接着本书列举了运用本方法的各种面询案例。在第四章中介绍了实施第一阶段的两个面询案例。第五章记录了一位新手治疗师就某个案体察自己感受的面询。在第六章中，介绍了3位资深治疗师就各自的个案进行治疗师聚焦的3个实例。接着在第七章中，讨论了用聚焦体察治疗师职场体验的实例，通过这些实例，笔者试图让读者了解本方法实际上是什么样的心理工作。

在此基础上，第八章论述了治疗师聚焦在什么样的聚焦者-倾听者关系的基础上才能进行。接着，在第九章中论述了本方法对于治疗师本人，以及对于治疗师所进行的治疗工作的意义。在第十章中，通过将本方法与通常的聚焦技术相比较，说明本方法的特征。第十一章展望了本方法今后的发展方向。作为本书结尾，第十二章笔者拓展视野，提出了治疗师生涯发展的观点，同时也谈到了笔者当初开发本方法的心理契机。

笔者认为，不停留在语言上，而经常将自己感受到的体察作为心理治疗实践的基础是非常重要的。如果年轻的治疗师通过本书能够熟悉从自身体察出发来进行治疗实践的话，笔者不胜荣幸。对于临床经验丰富的治疗师来说，本书若能作为治疗师反观自身的一次机会，笔者也感恩不尽。因为笔者自己作为一名治疗师，随着年岁增长，也时常深感有必要安排这样的内观时间。

吉良　安之

目 录

推荐序 / 1
译者序 / 1
中文版前言 / 1
前 言 / 1

第 一 章 治疗师的工作与情感体验 / 1
    1. 引言 / 1
    2. 心理治疗中情感体验的性质 / 2
    3. 咨访关系中产生的情感体验 / 3
    4. 作为职场人、生活者的情感体验 / 5
    5. 治疗师工作的深度和难度 / 6
    6. 充分、持续地发挥治疗师功能的必要条件 / 9
    7. 关于治疗师自身的情感体验 / 12

第 二 章 治疗师聚焦的概要和目的 / 14
    1. 什么是治疗师聚焦？ / 14
    2. 聚焦感觉法 / 15
    3. 开发治疗师聚焦的契机 / 21

4. 治疗师聚焦的目的　/ 26

第三章　治疗师聚焦的程序和操作要领　/ 28

　　　1. 实施的方法　/ 28

　　　2. 程序　/ 29

　　　3. 推进的方法及引导　/ 31

　　　4. 注意事项　/ 37

第四章　第一阶段的两个面询案例　/ 40

　　　1. 第一阶段"确认整体"　/ 40

　　　2. 与 A 女士的面询　/ 41

　　　3. 与 B 先生的面询　/ 48

第五章　个案体味之一：与某新手治疗师的面询案例　/ 57

　　　1. 新手治疗师的体验　/ 57

　　　2. 与 C 女士的面询　/ 58

　　　3. 本方法对于新手治疗师的意义　/ 68

第六章　个案体味之二：与资深治疗师的面询三例　/ 74

　　　1. 与 D 女士的面询　/ 75

　　　2. 与 E 女士的面询　/ 80

　　　3. 与 F 先生的面询　/ 88

第七章　体味治疗师职场体验的面询案例　/ 97

　　　1. 聚焦者的概要和状况　/ 97

　　　2. 两次连续面询的经过　/ 98

　　　3. 聚焦者 G 女士的研究　/ 109

　　　4. 倾听者（笔者）的研究　/ 111

第八章　聚焦者与倾听者的人际关系　/ 115

　　　1. 同行伙伴的横向关系　/ 115

　　　2. 重视体会的内在步伐　/ 116

　　　3. 所谓倾听者的引导　/ 118

4. 资深治疗师担任倾听者时的留意点 / 119

第九章　治疗师聚焦的意义 / 122
　　　　1. 确保关爱自己，让自己成为主角的时间 / 122
　　　　2. 心理治疗中体验层面的回顾 / 124
　　　　3. 自身体验的分化、整理以及与问题保持体验距离 / 125
　　　　4. 新意味的发现和自我理解的深化 / 126
　　　　5. 主体感觉的活性化 / 128
　　　　6. 在推进心理治疗方面的效果 / 129
　　　　7. 体味今后推进心理治疗的方法 / 131

第十章　与聚焦比较看本方法的特征 / 133
　　　　1. 心理治疗中关系的独特性 / 133
　　　　2. "整理空间"与"确认整体"的不同 / 134
　　　　3. 两者体验交错的体会 / 137
　　　　4. 治疗师聚焦中关系的多重性 / 138

第十一章　展望本方法今后的发展 / 141
　　　　1. 本方法多样的运用方法 / 141
　　　　2. 适用于治疗师以外的职业助人者 / 146

第十二章　治疗师的生涯发展，开发本方法的心理契机及其他 / 148
　　　　1. 治疗师的熟练与来访者感受的接受、接纳 / 149
　　　　2. 治疗师后半生的人生课题 / 150
　　　　3. 确保临床实践机会的重要性 / 152
　　　　4. 从体会着手面对自己 / 154

参考文献 / 157

附录　治疗师聚焦带来的东西 / 162
　　　——敲一下不发挥功能的体验过程

后记 / 168

第一章
治疗师的工作与情感体验

1. 引言

心理治疗师是需要经常和自己的情感体验打交道的职业。平时治疗师理所当然地与家人、朋友过着个人的生活，同时作为一名社会成员也经营着职场的人际关系。而在治疗工作中，治疗师则要倾听来访者各种各样心理上的烦恼、困惑和痛苦，自己的心与他们一同起伏动摇，和他们一起思考对策。

治疗师在心理治疗中与来访者保持着密切的人际关系，不过这些关系未必都是知己通心、正面的人际关系。有的时候彼此会感到合不来、谈不拢，也有的时候会产生无力感、不信任感。

在维持和改善这种困难的人际关系的过程中，治疗师有必要经常体味自己在与来访者相处中产生的情感体验，以此作为探讨治疗中人际关系的素材。

然而，治疗师这样的情感体验，是以治疗师与家人、朋友的关系，以及在职场中的人际关系为基础的。只有治疗师所处的生活环境相对安定，治疗师才能够获得与来访者共感的心理空间。反之，如果在私生活和职场人际关系中长期得不到安心感和安全感，治疗师在心理治疗中就难以保持必要的心理空间。

可是治疗师未必就具备安定的个人生活及职场环境，治疗师必须同时肩负着自己的人生课题和困难来进行心理治疗工作。甚至我们可以说，作为一个个人，如果没有觉悟来承担自己的人生课题和困难，就没有从事心理治疗工作的资格。只有承当了自己的人生课题，才不是飘浮在空中而是一个生活在地面上的个人，才能被允许去帮助另一个人，与这个人一起来思考他的问题。

带着自己的情感体验来从事心理治疗工作并非易事，我们治疗师一边要回顾、整理自身的心理状态，一边要思考如何来进行治疗。

接下来，让我们来讨论我们治疗师自己的心理状态吧。

2. 心理治疗中情感体验的性质

心理治疗可以说是来访者与治疗师一起，就自己内心产生的各种各样的情感体验进行体味和讨论，进而妥善应对它们的工作。

许多来访者对自己的情感体验感到棘手、烦恼和困难，或者进而感到自己的日常生活也受到了影响。一旦来访者在面询中表现出这些烦恼和纠结，在努力共感的治疗师的内心便会开始产生心理上的波澜。

来访者的信息不仅限于语言，面询中的态度、举止、氛围等非语言的表现部分很多，其中包含不少连来访者自己也未觉察的表露。所以，治疗师共感时内心所产生的体验只是模糊的感受，大部分很难用语言表述。于是，即便是来访者不自觉地流露出来的情感，也会在治疗师的内心激起波澜。因此，治疗师有必要从自己内心产生的体验着手来理解来访者，思考如何帮助来访者。可以说，治疗师想要发挥治疗作用，就必须觉察并接纳自己内心暗中产生的体验。

但是，治疗师作为个人，也有一个在自己生活和经历背后的人格，不可能让来访者的信息原样不变地在内心引起相同的波澜。拿天体望远镜来比喻，我们治疗师的内心并不是精确打磨过的透镜，能够准确无误地反映遥远细微的星光，而是有着微妙扭曲、凹凸不平的镜头。

也可以说，正是在包括这样的扭曲在内的人格（与来访者人格的）重合之处，产生了治疗师的内心体验。所以心理治疗中治疗师要尽可能地意识到自己的这种偏差，加深对自身的理解。

治疗师在心理治疗中产生的情感体验，既有来访者方面的起因，也有治疗师共感方面的因素，是两方面因素相互关联、相互作用的结果。

3. 咨访关系中产生的情感体验

接下来我们来探讨在与来访者的人际关系中，治疗师所产生的情感体验。这里不讨论经验老到的治疗师理想的情感体验，我们只讨论从事心理治疗，在平凡的辛劳中努力提升自己，过着自己人生的普通人，也就是我们这些治疗师的情感体验。

第一种是治疗师产生的与来访者类似的情感体验。来访者述说的话题，包含着各种各样微妙的情感，治疗师以努力理解的姿态与来访者接触。这样，来访者的语言，以及他的表情、语气及声调等，将来访者的感受传给了治疗师。举例来说，治疗中母亲谈到孩子拒绝上学，母亲所感受到的看不见问题解决出路的不安和焦急，以及问题的严重性等传达过来，治疗师与之共感共鸣，自身也会感受到不安和焦急。

众所周知，罗杰斯（Rogers, 1957）关于共感（empathy）曾经说过："将来访者的世界作为自己的世界那样地来感觉，并且绝不失感同身受的品质（as-if quality），这就是治疗的本质。"不过，这只能是治疗师通过磨练要掌握的临床技能，不一定在与来访者保持距离感的同时时刻都能够这样做到。

治疗师常常要经过督导的提醒才会觉察到自己不安和焦虑的程度。通过这种觉察也许能够接近来访者的心理状态："这位母亲或许在这样地焦虑和苦恼。"应该说，在心理治疗中，对方的心理活动会传染到这边来，引起治疗师的共鸣。

第二种是作为对来访者情感体验的反应或反作用而产生的治疗师的情感体验。例如，对于不断自罪自责、难以自拔的来访者，治疗师往往会感到气恼和不快；对于自恋的来访者从头到尾的夸夸其谈，尽管治疗师心知肚明这种人大概只能以这种方式来维持自尊心，可总是不由得会产生恶作剧的念头，想在什么地方给他泼点冷水。在困难的治疗过程中，治疗师有时甚至会感到在被强迫地接受某种情感体验。

在临床上将这些情感体验直接地向来访者表露几乎是行不通的。治疗师明白这一点，所以要考虑怎样以恰当的方式来处理。精神分析将这些情感体验叫作反移情。在治疗师觉察自己产生这种情感的同时，也会获得如何引导来访者来理解这种情感的线索（例如，瑞克［Racker, 1968］所谓的互补性认同，以及梅拉妮·克莱因的投射性认同的论点［Spillius, 1988］）。另外，精神分析也强调内心能保持那样情感体验的治疗师本身人格功能的重要性（温尼柯特［Winnicott, 1986］的"抱持"等）。

不过，即便在理论上这样理解，治疗师对来访者的情感反应并不会因此而减弱。假如理论上的知识和理解能够减弱情感反应，甚至能够使之让人感觉不到的话，那充其量也只是一种理性化的防御而已，对于治疗师而言谈不上是好的办法。

治疗师在心理治疗实践中每天都在重复着这样的情感体验，必须要思考如何来应对这个问题。

4. 作为职场人、生活者的情感体验

上节谈到的两种情感体验都是在与来访者一对一的人际关系中产生的。而治疗师所感受到的还不止这些，在心理治疗工作中还有其他各种各样的情感体验。

第一，治疗师担当某个个案，不断与来访者进行面询，治疗师不仅对于来访者个人，对于自己所处周围的环境也会产生感觉。治疗师不是单纯在与来访者一对一的关系中进行心理治疗的，比如说，治疗师如果在某机构工作，其他同事、助手们对自己进行的个案如何看待、如何评价是绝不能无视的。在心理治疗中，有的难缠的来访者在治疗师面前诉说自己的愁苦，治疗师与之共感，而这位来访者在治疗师其他的同事们面前又以另一种面貌出现。这位治疗师也许会受到其他同事们的质疑，指责他未能在治疗中处理好某些方面，从而加深他的孤立感（当然，这种情况不仅在医疗或咨询机构，在教育单位和行政机关中也会发生）。

还有，由于不知道会在现在的单位干到什么时候，有时也会对该对来访者投入到什么程度而犹豫。新到工作岗位的，有时候会一边担当个案一边担心自己作为治疗师的实力，担心同事们对自己会有何种评价。通常，对于治疗师来说，职场的环境是难以有安全感的。

如上所述，治疗师作为一个职场人，在从事心理治疗的工作中，对于职场环境中自己的状况会有各种各样的情感体验。有时候，这种情感体验会给治疗过程带来直接而重大的影响。由于职场的环境

不安定而不能完全安心投入治疗的治疗师，可以说绝不在少数。

第二，治疗师自身的个人问题和课题会产生重大的情感体验，给心理治疗工作带来影响。比如有的治疗师对治疗某个来访者没有自信，感到不安和动摇。因为一些特定的来访者和自己内心一些未经整理的个人经历、记忆相重合，使得治疗师难以泰然地面对。这时候，治疗师往往会感受不到现在工作的魅力，进而怀疑这种工作是不是适合自己，是不是要考虑改行，职业身份开始动摇起来。或者因自己的家庭生活不安定而考虑离婚，或者因孩子的问题而烦恼，从而不能保持心理治疗工作上必要的心理上的安定和从容。

以上谈到从事心理治疗工作所产生的各种情感体验，以及各种体验相互交错在一起的情况。治疗师是在自己各种各样的情感体验中从事着治疗工作的。那么，治疗师的工作有些什么样的职业特性呢？我们在下一节来探讨。

5. 治疗师工作的深度和难度

心理治疗的目标，是通过与来访者的情感交流引发来访者的变化，改善其内部适应和外部适应。而为此需要建立的关系，不是来访者平时面对他人所表现的那种表面程度的关系，而是能够深入交流内心（有时连来访者自己都没有充分意识到的）情感、想法等的关系。这样的关系一旦建立，对于来访者来说，也许会感受到一种从来没有经历过的"深入的关系"。而对于治疗师来说，这也是一次非常重要非常宝贵的机遇。我们可以说，治疗师之所以能够持续地从事这种工作，就是因为从与来访者的这样的关系之中得到了巨大的能量，而这也是心理治疗工作的深厚魅力所在。

要建立上述这样的对双方都很重要的关系，治疗师必须要经过修炼。治疗师的工作不是以为来访者提供愉悦和满足为目的的。在心理治疗中双方经历、体察和表达各种各样的情感和想法，其中也包括不愉快的情感和负面的想法。在这个过程中，来访者觉察到自己的情感活动及其背后的欲望、想法、价值观等，使其松动，从中得到解脱和自由。这才是治疗师的工作目标。在治疗过程中有时候治疗师甚至会被卷入其中，和来访者一样经受困难的情感体验而难以自拔。所以，对于治疗师来说，掌握应对来访者以及治疗师自身的各种各样的情感体验的技能是十分必要的。

治疗师的工作是在与来访者深入的关系中进行的，既有其固有的魅力，同时又有其相应的艰难。而要建立深入的关系，修炼是必须的。这样，治疗师的工作的特性，可以归纳为以下几点：

第一，在一定的时间里与来访者同处一室，保持一对一的关系，容易形成密切的关系。

第二，这种关系不止一次，也不仅限于来访者想要来的时候，通常是按照合同定期进行的。维持这样的关系需要技能。

第三，不是向来访者提供特定的愉快的情感体验，而是共同体验包括愉快的、不愉快的在内的各种各样的情感，共有这些情感体验，将这些作为探索的素材。

第四，治疗师接纳、理解来访者，在思考如何与来访者建立关系时，需要用到自己的情感。在心理治疗中要觉察和体悟自己的情感。在向来访者表露情感时，对哪些要表达、哪些要抑制要进行调控。

仅就以上这些工作特性，就有必要讲究各种各样心理上的方法，以使治疗师能够持续地工作下去。因工作上的压力所形成的衰竭状态被称作"耗竭综合征"（Burnout Syndrome）。据落合（2009）介绍，最初使用这个术语来表示现在的意思的是费登伯格

（Freudenberger）。费登伯格在将精神科患者社会康复中的义工作为对象研究时，把因工作过度引起的精神、身体上的疲惫、损竭状态称作"耗竭"（Burnout），把容易陷入耗竭状态的一类人称作"拼命工作的理想家"。之后，马斯拉奇（Maslach）等根据调查研究开发了情绪消耗感、去人格化、达成感消退的量表。他们把"耗竭"定义为：以人为服务对象的从业者"在长期对人援助的过程中，经常担负难以解决的课题，结果造成极度的身心疲劳和情绪的枯竭"。耗竭的关联因素有个人因素、环境因素、社会历史因素，落合认为耗竭是这些因素共同作用的结果（落合，2009）。

在许多心理治疗工作中，治疗师尽管对来访者投入了很多心力，但是得不到所期待的结果，这样的消耗持续日久，就有陷入耗竭状态的危险（在美国，关于心理临床治疗师职业上的压力及其应对，有很多研究在进行。可以参考金泽、岩壁［2006］整理、介绍的文献）。

心理治疗师被称为"心灵专家"，不仅对来访者的心，对我们治疗师自己的心，也同样要发挥我们的专业性。将自己的心保持在生动活泼、有张力的状态，不仅对我们治疗师自身是必要的，在向来访者提供优质心理治疗方面也是不可缺少的。

心理治疗是为恢复心的健全而进行的工作，为了推进这种工作，为了要认真细心地应对来访者以及治疗师所产生的各种各样的情感，必须要有健全的心的活动。

那么，治疗师为了保持自己心的健全，什么是必须要做的呢？

我们治疗师和普通人一样，在自己个人生活上有各种各样的烦恼和愁苦，各个时期有着各种成长发展上的课题和危机，我们是带着这些东西在过着自己的人生。生活在自己个人的课题之中，还要接纳他人心理上的痛苦，与之同伴同行，我们怎样才能获得心灵上的能量呢？作为心理治疗师，在自己陷入心理危机的时刻，要怎样做才好呢？

6. 充分、持续地发挥治疗师功能的必要条件

在美国有以治疗师为对象的研究。科斯特和施韦贝尔（Coster and Schwebel, 1997）通过题为"充分发挥心理治疗师的功能"的论文，介绍了其中的两项研究。

第1项研究，从取得资格十年以上，从事心理治疗工作，并由心理学专业的大学教师推荐的优秀治疗师中，挑选6名进行采访调查。在采访中他们被问及什么有助于他们发挥治疗师的功能。将他们的回答进行分析后归纳出了10个因素，按被采访者的主观印象排列顺序如下：

① 伙伴、同事之间的相互支持。职场同事、在大学研究生院一起学习的伙伴以及同为心理临床治疗师的朋友，在应对职业上的各种问题（如因患者自杀而受到的冲击）和自己的个人问题（如离婚对职业带来的影响）方面会助自己一臂之力。

② 个人人际关系（与配偶、家人、朋友等的关系）的安定。这样的人际关系在工作之外的生活方面提供着安全感和亲密感，同时在职业和个人生活的危机时刻提供支持。

③ 过去或现在所接受的督导。

④ 平衡的生活。不仅是心理方面的工作，还有平衡的生活，与家人、朋友共度的时间和娱乐时间。

⑤ 和大学及研究生院的联系。重要的是与伙伴、与督导之间有协作信赖的关系。

⑥ 接受个人治疗。

⑦ 不断有接受继续教育的机会，经常参加研修会等。

⑧ 与自己成长的原生家庭的连接。这是个人价值观、伦理观的源头，对于身份感、自尊和安心感也十分重要。

⑨ 对自损行为带来损失的严重性的认识。这种认识会对不伦和不良行为踩刹车，因为这些行为会导致失去资格。

⑩ 释放压力。度假、休息、运动、与友人共度良宵、提升灵性等对于恢复元气是很重要的。

看了这个研究结果，可以了解督导和研修，以及个人生活平衡安定的重要性。与此同时也可以看到伙伴关系、与大学的连接、与相同境遇相同职业的人们在横向关系上的相互支持是多么重要，尤其是列在第一位的伙伴、同事之间的支持。

接下来的第2项研究是对新泽西州心理协会的资格会员所做的问卷调查，在有助于充分发挥治疗师功能的29个因素中选取5个。研究者共分析了339份问卷，按其平均值高低顺序，前7个因素排列如下：

① 自我觉察、自我检测。

② 个人的价值观。

③ 维持个人生活与职业生活的平衡。

④ 与配偶、伙伴，以及家人的关系。

⑤ 个人治疗。

⑥ 休假。

⑦ 与友人的关系。

第2项研究结果的前两项是自我觉察和自我检测、个人的价值观。可见觉察和检测自己内心的活动、自己的状况，重视自己的价值观这两点具有的重要性。

科斯特等就这两项研究作了综合考察，将这些有助于充分发挥治疗师功能的因素归纳为4个方面：

① 人际支持。包括伙伴和同事之间亲密协作的信赖关系（即专业同仁关系），和配偶、伴侣、家人等个人间的关系。

② 个人内心活动方面。包括自我意识和检测，自我调整（在人生的某个时期，考虑减少工作量、增加闲暇和睡眠时间、接受治疗等）。

③ 参加专业活动（如与同事一起进行社会问题研究）和社会活动，从集体活动中获得情绪满足。

④ 自我关怀方面。包括过上有个人满足感的生活（休假、闲暇时间、娱乐、运动、兴趣），提升专业水平（有接受督导和参加工作坊等教育和训练的机会）。

此外，对于在不能充分发挥功能时应采取的应对措施，科斯特等建议，首先是觉察自己现在的状况。如果自己难以应付，就应该向可信赖的伙伴求助，再不能改善，就要接受治疗。

以上作了很长的引用，从科斯特等的论文中我们可以得到很多启示。

所谓心理治疗师的工作，对于我们来说，是花费很多时间和精力，以专业技能对他人进行心理援助，从而得到相应的经济报酬和社会地位的职业。但是另一方面，如上所述，由于治疗师的情感体验在这种工作中不可或缺，这种工作原本就包含了难以区分的"职业意识"和"自我主体意识"两个方面，既是自己在现实社会中生存的经济和社会基础，同时，作为职业人，为充分发挥功能，又必须在这种工作中深深地投入包括情感在内的自己的人格面向。这种工作具有其两面性。

我们既然选择了治疗师的工作，那么如何来适应这种职业特性，在这种两面性中生存，把工作继续下去呢？我们是不是需要一些思路和方法呢？

7. 关于治疗师自身的情感体验

本书就是要介绍这种方法，即治疗师聚焦。在以下各章中将会论述这种方法的概要和具体做法，而在这里，作为本书的开头，想谈一谈在上述的职业状况中对于治疗师来说什么是必需的。

以往，作为治疗师探讨体悟个案的机会，督导的方法一直被推崇。向比自己有经验的治疗师报告个案的详情并接受指导，共同探讨个案的评估和介入的方法是心理治疗实践上手把手教学的机会。

小此木（2001）指出，督导包含有出主意、指导教育的意思，而其目的究竟是对受督导者的教育还是对其担当个案的指导一直有争议。而"现在在很多场合，以受督导者的教育为主要目的的观点几乎已经确立"。马场（2001）谈到，在心理临床教育中，在理论学习阶段、实习研修阶段之后，有一个自己担当个案的阶段，其训练的方法为接受督导。另外西园（1994）也谈到，所谓督导是督导师对受督导者的援助过程，帮助其在心理上理解患者的症状、行为、态度等，同时帮助受督导者理解，在对患者的理解方面和自己的言行方面，在心理上和患者有什么样的相互影响。

纽费尔兹的著作（Neufeldt, 1999）作为治疗师提升能力的督导实习指南，在美国的大学研究生院被广泛采用。其中区分了督导的教师、治疗师、顾问三个方面的功能，在此基础上列举了17项督导的初步技巧，并以督导师与受督导者逐字逐句的会谈记录来作具体说明。

这样的督导机会在以上论及的科斯特的论文中，只是作为治疗师自我关怀的一项，即提升自己专业性的手段被列举出来。专业人士提升技能是帮助自己的重要活动，对于治疗师来说是不可缺少的。笔者自身也受过几位导师的督导，从他们的经验中得到了莫大的恩惠。

但是在此之外，笔者还想到作为治疗师仅仅有督导机会是不是还不够呢？要说在督导以外还有什么是必要的，那就是治疗师要认真体察自己的情感体验。对于我们治疗师来说，觉察和体味面询过程中、职场工作中感受到的体验，以及治疗师对自己的存在状况、生活方式进行回顾是非常重要的。

当然，不少督导尤其是那些好的督导会处理治疗师的情感体验。不过督导原本是治疗师接受教育指导的机会。在督导中，来访者作为主角，治疗师为了帮助来访者而来接受指导并在理解和方法上进行探讨。

对此，笔者认为以治疗师为主角，为治疗师创造体察情感体验的机会是十分有必要的。在以上科斯特等的研究中，谈到过作为治疗师充分发挥功能的要素，其自我觉知和自我检测的重要性。可以说，细心体察自己情感体验的工作，正是实践这种理论的方法。另外，如果治疗师们聚在一起，就体察自己的情感体验进行互相帮助，这样的团体活动，也许可以说是科斯特所谓"伙伴和同事之间亲密协作的信赖关系"吧。笔者认为这样的机会对治疗师来说是相当有益的。

当然，这样的机会不仅对治疗师有益，探讨面询过程中治疗师感受到的情感体验亦能够加深对来访者的理解。如前所述，治疗师会接纳从来访者传达过来的语言的、非语言的情感波澜，并产生自身的情感体验。因此，通过探讨这些情感体验，可以获得接近和发现来访者内部还未成为语言的体验的线索。可以认为，认真体察自己的情感体验不仅对治疗师自身有益，还可以提高治疗工作的品质。

第二章
治疗师聚焦的概要和目的

1. 什么是治疗师聚焦？

第一章谈到了治疗师在个案面询的过程中自然产生的情感体验，以及在职场工作中感觉自己情绪、想到自己状态时的情感体验。安排充分的时间，认真细致地感受、体味这些情感体验是非常重要的。而治疗师聚焦正是应用心理聚焦技术，将此付诸实施的方法。

所谓"聚焦"（Focusing），是美国哲学家、心理学家简德林（Gendlin, 1964）创立的心理治疗理论中关键的体验方法。以后，作为自我理解的技术，这种方法不断向各个方向发展。笔者长年从事这个方法的研究和实践，渐渐地在心理治疗中不仅直接将此方法用于来访者，也想到这对治疗师体察自己的体验是不是也会有效？由这个想法发展出了治疗师聚焦。

我们在后面会谈到，治疗师聚焦是在探讨治疗师无能为力时究竟发生了什么，需要怎么做的时候浮现的想法。这个想法被付诸了实践（吉良，2002）。后来，对笔者以及本方法关注的研究者们进行了多方面的实践，提出了他们的研究报告（吉良，2002c；2003；2005；2009；Kira, 2003；2009；吉良・大桐，2002；吉良・兒山，2006；吉良・白石，2009；白石・吉良，2005；Fukumori & Kira,

2006；池见·河田，2006；池见·矢野·辰巳等，2006；伊藤，2006；伊藤·山中，2005；三宅·松冈，2007；真澄，2009）。

幸运的是，笔者开发出的这个方法在面世的十年间，首先受到了实践聚焦的治疗师们的欢迎，后来逐渐地在没有接触过聚焦的治疗师中间也传播开来了。笔者自己和各种各样的人们进行了这个方法的实践，实感这个方法对于相当多的治疗师是有益的。

2. 聚焦感觉法

在介绍治疗师聚焦之前，有必要先简单介绍一下什么是聚焦感觉法。关于聚焦，已经有相当多的书籍出版，详情可以参照阅读。这里只是从理解聚焦的角度简要地说明一下。

（1）体验过程和体会

聚焦（Focucing）是根据简德林的体验过程（Experiencing）理论提出的作为心理治疗关键的体验法，也是以此为基础发展出来的心理技术。以来访者中心理论进行的心理治疗实证研究是聚焦的基础之一。和罗杰斯共同进行临床实践的简德林及其他共同研究者研究了很多心理治疗面询的录音记录。他们试图了解，成功的心理治疗和不怎么成功的心理治疗在面询交流中有什么不同。研究发现，来访者"说什么内容"与心理治疗的有效性不怎么相关，而来访者"怎么说的说话方式"与心理治疗的有效性有很大的关联。来访者冷漠地谈论发生的事情，谈论自己的情感就好像在议论别人一样，这样的心理治疗不会有效。而把发生的事情作为内心的体验来接纳，仔细地感受、体察自己所感觉到的东西并讲述出来，这样的心理治疗就会有效（池见，1984；吉良，1986）。这种不同，可以称作是对自己身内身外所发生事情的感觉方法的差异（池见，1984）。

后来，研究者们（Klein et al, 1970）通过来访者的语言（面询录音记录）将这种感觉方法的差异制作成可以评定的量表，即体验过程量表（EXP量表）。其评定标准如表2-1所示。

表2-1　EXP量表各阶段的特征［吉良等（1992）］

阶段	特征
①	说话内容上没有人称，与说话者心理上没有关联。或虽然说的是说话者个人的内容，但与说话者没有人称上的关联。
②	虽然是心理上与说话者有关的话题，但是说话者的情感没有表露。
③	对于外部发生的事情，说话者谈到了自己的情感。
④	比外部发生的事情谈得更多的主题，是个人对这些事情的体验和情感。
⑤	说话者就自己的体验和情感进行探索。
⑥	尝试自我探索，结果有了新的觉察。
⑦	觉察的范围扩大，产生了包容性的整合。

资料来源：吉良安之・田村隆一・岩重七重・大石英史・村山正治（1992）体験過程レベルの変化に影響を及ぼすセラピストの応答——ロジャーズのグロリアとの面接の分析からら．人間性心理学研究，10（1），77-90.

简德林关于体验过程的理论对于研究心理治疗有效时来访者的感觉的方法十分重要。所谓体验过程（Experiencing），"是感觉到的，与能被思考、被了解或者能用语言表达的东西不同""就是在这个瞬间产生的东西""人在此时此地感受到的东西"（Gendlin, 1961）。也可以说，是在当下这个瞬间，作为在形成思考和语言之前的东西而直接感觉到的、活生生的体验［关于Experiencing的日语翻译，村濑（1981）的"体验过程"被广泛使用。最近这种译法被重新推敲，"体验流"（诸富，2009）和"体识"（近田，2009）等译法也被提了出来］。

我们平日里在经历的每个瞬间总会感觉到什么，我们的生活就是一连串叹息、生气，或者有些轻松、放心下来等体验的连续。我们总是时时刻刻在感觉着什么。像这样我们在每个瞬间在内部感觉到的就是体验过程，这其中暗含了丰富而模糊的含义。

举个例子，我们来把高考考生努力考上了第一志愿的大学时的心情，与他喜爱的女生过来和他说话时的心情比较一下。两种心情也许都可以用"高兴"这个词来表达。但是在体验层面，这两者却有非常大的差异。前者是振奋而有力的感觉，而后者也许是胸口温暖、身体轻飘的感觉。像这样，我们如果仅仅从语言上来理解，就会放过体验层面细微的东西。而一旦体味这种体验上的实感，就能丰富地感受到其中暗含的对自己的含义。

对于停留在内部反复产生的感觉，可以通过专注体味其中的品质，从中发现其对自己的含义。也就是说，直接感触体验，并将此转化为语言的过程就是聚焦。聚焦可以说是在心理治疗有效时来访者的体验方法，在前面介绍的EXP量表中相当于从第4阶段经过第5阶段到达第6阶段（有时候第7阶段）的过程。

在聚焦过程中，为了获得这样的实感，与"身体的感觉"相参照是十分重要的。虽然不管有没有意识到，体验过程总是不断地产生（近田，2009）。而"关注身体"，就能够直接感触到体验过程。"身体的感觉"是可以具体把握到的，这就是"体会"（felt sense，也译为"意感""深感"）。用日语来说可以叫作"被感受到的意味感觉"。我们通过感受"身体的感觉"就能够直接地感触到体验过程。

所以，在心理治疗中促使来访者获得体会，让来访者慢慢地将体会用语言表达出来就显得十分重要。在以聚焦为基础的心理治疗中，都非常重视直接关注（直接地体察）于体会、将体会语言化（象征化或概念化）的过程。为了促进这样的过程，使来访者能够感触自己的体会，治疗师要通过自己的"身体"来感受来访者所说的话，并以此为基础来进行应答。简德林（Gendlin, 1968）把这样的回应原则称作"体验式回应"（Experiential Response）。笔者归纳简德林有关回应原则的论述要点，如表2-2所示。

表2-2　体验式回应的原则（吉良，2002b）

① 要一一回应来访者感受到的体会。
② 要努力理解、清楚体会，让体会在新的各个方面具体地呈现出来。
③ 为此，治疗师要在各个方面进行探索尝试。
④ 顺着来访者体验上的轨道（体验中原本包含的方向性）跟进。
⑤ 要明确来访者感觉到的东西。让来访者能比以前感到更多，感到自己"在进步"。
⑥ 治疗师的回应必须正确反映来访者在这个瞬间所感觉到的。
⑦ 只有来访者知道自己的轨道。治疗师根据来访者对其自身体验的感觉轨道来跟进。
⑧ 体会的进展根据来访者是否活跃起来，是否感受到"确实是那种感觉"的实感而得到确认。有时候，新的方向会浮现出来，话题的焦点（体验的内容）随之转移过去。
⑨ 各种取向、各种理论上的概念，只有在体验层面上能用来表示来访者现在的感觉时，才对心理治疗有用。
⑩ 心理治疗的深度就是在什么程度上充分正确地理解清楚了来访者所感觉到的东西。

资料来源：吉良安之（2002b）『主体感覚とその賦活化——体験過程療法からの出発と展開』.九州大学出版会，pp.49　を一部改変して表化。

（2）适度的体验距离

在理解聚焦上还有一个重点，那就是保持适度的体验距离。在聚焦感觉某种情绪的时候，体验上的心理距离保持在不近不远是十分重要的。距离过近会强烈地感觉到某种情感，距离过远会感觉不到实感，两者都不合适。

比如自己对什么人感到愤怒吧。当强烈地感到愤怒时，也许会对身旁什么人发火，或者想把椅子一脚踢飞，这是体验距离过近的状态。如果用颜色来表达愤怒体验的话，那就是通红的单色。

聚焦与此不同，聚焦中重要的是即使有怒气，也要从容细心地体味这样的情感体验。如对某人感到愤怒，以平静的心态体察一下，"自己和那个人交往有什么样的感觉呢？"这样感觉一下的话，或许会开始意识到，在愤怒之中还掺杂着对对方误解自己的不甘不忿、想传达自己的心情又传达不了的焦急，还有对不想理解自己的对方的气恼和悲哀。通过聚焦能够觉察到在自己感到的愤怒之中所包含的各种各样微妙复杂的情绪。

与此相反，也有体验距离过远，不怎么能实感到愤怒而成为旁观者，将之当作似乎是别人的事情的情况。这样的话，就会放过体尝自己感觉细微层面的机会。所以，聚焦中非常重要的是从容细致地体味自己所感的姿态。所谓聚焦就是这样的"体验方法"。简德林（Gendlin, 1964）在论文中强调了体会（在此论文中将体会称为"直接的体察"）与激情（Emotion）的不同。他所说的激情，就是在体验距离过近时产生的单色的"愤怒""悲叹"等。体会与此不同。在体会中包含着各种各样丰富的含义。通过保持合适的体验距离，专注于体察这个体会，就能够觉察到其中包含的丰富的含义。

体察包含在体会中的各种各样的含义，不仅仅停留在"觉察"。接下来，有下一个阶段（自己应采取的行为或行动等）产生出来，用简德林式的话来说，"在体会中暗含着下一个阶段"。这就是体验的推进（Carrying forward）。聚焦不是光觉察就完了，而是通过直接感触体验来启动过程，踏出下一步。

（3）聚焦实践的展开

所谓聚焦就是上述的体验方法。以这样的体验方法为基础的心理治疗后来发展起来，这就是现在的"聚焦取向的心理治疗"（Gendlin, 1996）。聚焦取向的心理治疗的理论特征，在于主张体会是整合各种各样心理治疗流派的关键，而不是主张自己是特立独行的流派。简德林论述道："越是生搬硬套流派和技术就越是在妨碍心理治疗。通常应该被放在第一位的，是来访者这个人以及治疗师与这个人在此时此地的关系"，"体验过程是连接各种用途（语言、印象、认知上的信念、记忆、情感、对人方面的相互作用、梦等各流派所使用的途径）的关键"，"有意识地专注于身体感觉的边缘（Edge），将之作体系上的应用，能够使得各种方法在不失自身特点的同时更有效果"（Gendlin, 1996）。不论流派以及所采用的治疗思路，重要的是认识到体会是各种理论下多种多样心理疗法的共同基础，并将体会应用到临床实践上。在另一方面，掌握聚焦体验法的技术也被开发出来。简德林为此开发了这方面的程序（Gendlin, 1996）。后来康奈尔（Cornell, 1994; Cornell & McGavin, 2002）也开发了一套独立的聚焦技术程序。另外最近，以聚焦体验法为基础，交互聚焦（Klein, 2001）、整体性聚焦或全身聚焦（McGavin, 2002）、团体聚焦（藤嶽等，2005；新田，2004；土江，2005）等新的方法被开发出来。这些体验方法不仅被用于心理治疗，还被人们学来并用于各种各样的领域。而且，针对特定的主题和对象，与其他技术相结合，梦的聚焦（Gendlin, 1986）、边缘性思考（Thinking at the Edge, TAE; Gendlin, 2004；村里，2005；得丸，2008）、心的天气（土江，2008）、和孩子聚焦（天羽，2005）、聚焦取向的艺术治疗（Rappaport, 2009）、解决取向的聚焦治疗（Jaison, 2007）等方法也被开发出来。本书介绍的治疗师聚焦也可以说是试图应用于治疗师这一特殊对象的聚焦技术。

一般来说，聚焦是心理治疗的技术，或者说聚焦是作为自我理解的技术而知名。正如简德林（Gendlin, 1996）所强调的，我们不可忘记与多种流派的心理疗法相连接的关键是"作为体验方法的聚焦"。即便没有技术程序，如果重视并实践上述的体验方法，进行促进工作和交流，聚焦的过程就会发生。请本书的各位读者务必理解这一点。

3. 开发治疗师聚焦的契机

（1）关于主体感觉的研究

在谈笔者开发治疗师聚焦的经过之前，有必要概要地介绍一下笔者自己所进行的临床研究。笔者的研究虽然是以简德林的理论为基础的，但为了表达自己的想法，要使用自己独创的用语"主体感觉"这个概念。以下就"主体感觉"作一下介绍。

笔者一直是以上述"体验式回应"（Gendlin, 1968）为中心来进行谈话心理治疗的。所谓体验式回应可以说是治疗师对来访者作出的整体的回应。不仅对于来访者明确感觉到的情感，还包括感觉到的更加复杂而模糊的全部感觉，以及对情境意味的认识在内的整体，治疗师都要进行回应。一般认为，由此可以使来访者将注意直接投向（直接体察）自己模糊感觉到的东西，将这些东西一点一点地转化为语言，使之变为明白的意味（概念化）。但是笔者（吉良，2002b）在各种各样的面询中注意到，不仅有通过体验式回应产生直接体察/概念化过程的个案，也有同样的回应而不怎么产生这种过程的个案。在探索这种差别从何而来的过程中，笔者想到来访者有没有"伴随体验的自主感"是不是相当关键呢？也就是能不能自主地面对体验，而不是被体验所压倒、所左右，有没有自主应对体验的感觉，即使发生问题，有没有与问题分离开来并能感到自主性的心理空间。笔者认为这种自主性的感觉与体验之主（主人）的主体感觉相通，遂将此称为"主体感觉"（吉良，2002b）。

来访者陷于各种各样的烦恼而不能自拔，他们的共同之处是被他们自己的体验所左右，对自己的体验感到束手无策、无能为力。他们与其说是自己在进行某种体验，不如说自己在被某种体验所支配。说是我的体验，实际上是这种体验在左右我，我被支配得团团转，对此我毫无办法。事情到了这步境地，也就很难有不同质的别的体验了。不能充分确保"我"这个主体的感觉，不能新鲜地体验不断发生的事，丧失了反应的弹性，生气全无，老是被问题所左右，笔者把这种性质的体验叫作"主体感觉丧失的体验"。

那么，在心理治疗的过程中发生了什么呢？

先来看一下体验式回应产生直接体察/概念化过程的案例。心理治疗开始时，来访者丧失了体验的主体感觉而治疗师保持着体验的主体感觉。治疗师以自己这种体验的状态和来访者交流。来访者渐渐地不被自己的体验所左右，开始一板一眼地来对付自己的体验。也就是说，治疗师的体验方式影响到了来访者的体验方式，来访者体验的主体感觉渐渐地恢复过来了。在这样的基础上，来访者开始能够进行直接体察/概念化的内部工作了。通过内部工作，来访者体验的主体感觉更加鲜活了（参照图2-1）。

再来看即使进行体验式回应仍然难以产生直接体察/概念化过程的另一个案例。在这样的案例中发生了什么呢？与上述案例相比，我们可以观察到来访者主体感觉丧失的体验具有压倒性的力量，根深蒂固，主体感觉丧失的体验强有力地支配着来访者，无论治疗师怎么努力，都极难使来访者主体感觉复活，更难以产生直接体察/概念化过程。接着，更有甚者，在这个案例的心理治疗中，来访者的体验方式反过来影响到了治疗师，往往会减弱治疗师的主体感觉。如面询中治疗师被不快和生气等强烈的情绪所困而难以自拔，丧失了思考的自由度而陷于老一套的反复，治疗师处于无能为力的状态。在体验式回应有效地案例中，治疗师的体验方式能够影响来访者的体验，而这个案例反过来，来访者的体验方式也会影响到治疗师，治疗师的主体感觉往往会和来访者一样丧失。

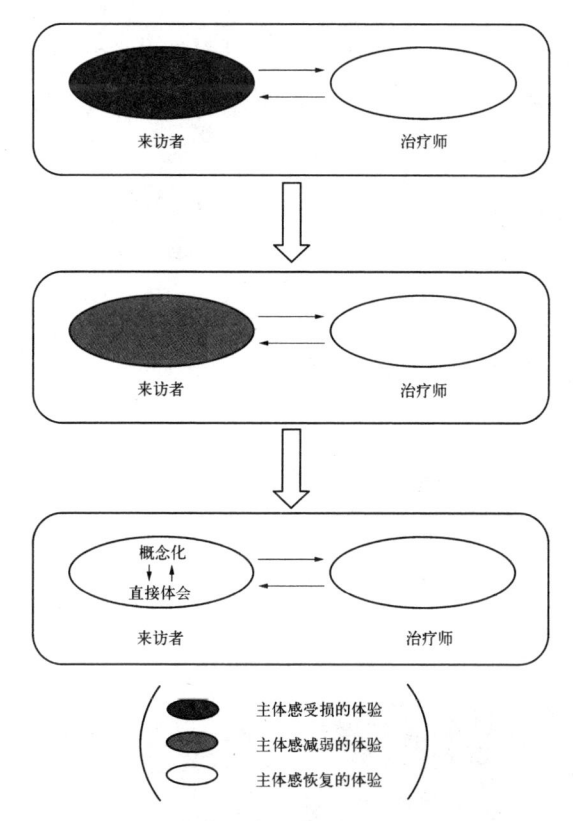

图2-1　来访者的主体感觉的活化过程

资料来源：吉良（2002b）『主体感覚とその賦活化——体験過程療法からの出発と展開』.九州大学出版会，p.62.

（2）如何使治疗师的主体感觉复活

在以上后一个案例的心理治疗中，首先必须要做的是，治疗师意识到自己体验的自主性感觉（主体感觉）正在减弱，要设法让它自行复活。因为如果不能恢复自己体验的主体感觉，就不能夺回活力和自由度来思考适当的治疗对策。首先是治疗师修复自己，让自己复原到能发挥功能的心理状态，这是首要的课题，至于探讨如何进行心理治疗那是之后的事。

关于治疗师恢复自身体验主体感觉的方法，笔者认为，治疗师就自己的体验进行"直接体察/概念化"工作是非常有效的。不是被自己的体验所支配、所左右，而是沉稳地观察自己的体验。自己感到了什么，是怎样感觉的，一个一个认真地体味过去（参照图2-2）。笔者由此想到这不是也可以用到聚焦技术吗？这才开发出了治疗师聚焦的方法。（吉良，2002a）。

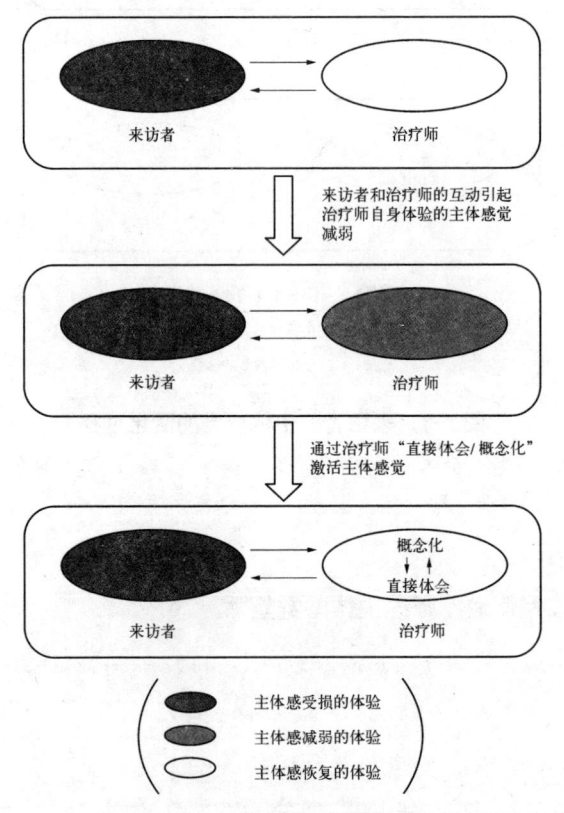

**图2-2 治疗师体验的主体感觉的
减弱及其恢复的过程**

资料来源：吉良（2002b）『主体感覚とその賦活化——体験過程療法からの出発と展開』.九州大学出版会，p.79.

笔者开发这个方法也有着自身经验的背景。当笔者在心理治疗过程中陷入僵局，自己感到难以发挥功能的时候，就开始思考在这个个案中发生了什么。这时候没有以外部观察的眼光来探讨，也不去考虑如何对来访者介入、使用什么样的技术这样一些技巧问题，而是一边回忆来访者的表情和态度，当时自己的心情，回想面询中氛围和关系的整体情境，试图将这些作为体会来把握。等到能够感觉到体会了，就一边反复体味这种感触一边思考，要使理想的变化发生我要做些什么？这样一来，一些想法会浮现出来。比如"自己对来访者说的话里掺杂着一些气恼的情绪，而那时来访者好像一下子就疏远了。有没有让来访者容易接受一些的说法呢？如果再这样地说下去的话，来访者会变成什么样的情绪呢？""自己对于来访者经常显现的某个表情总是感觉到点什么，找机会把这一点提出来谈一下？可不可以试一下这样的提法？"然后才可能思考如何与来访者建立关系，如何进行交流。如此，笔者以自身的体会作为切入点来探讨面询中发生的事，这样的经验也是本方法开发的缘由之一。

（3）适用范围的扩大

后来在各种各样治疗师中试行的时候，这个方法被证明不仅对陷于困境、主体感觉丧失的治疗师有效，对更多希望回顾自身体验的治疗师也是有效的。品味体会的实感，以这种形式来感触、体味自己的体验，对于每日面对自己的情感体验从事工作的治疗师来说，实在是宝贵的机会。这个方法就如此扩大了适用的范围。在日本，尝试为治疗师进行聚焦的实践案例其实很早就有报告。村山（1984）报告了在游戏治疗督导中对治疗师进行了聚焦，证明聚焦对于明确治疗师感觉的意味是有效的，而治疗师理解了自己的情绪之后技术指导也变得更有效了。近田（1995）谈到自己作为治疗师在被卷入来访者的问题、看不清自己的所作所为的状态时，连续进行了12次聚焦面询，通过认真觉察自己的身体感觉而把自己解脱出来，从而能够从外面观察治疗中发生的事情。另外伊藤（1999）报告了在治疗实习中对面对自身问题的研究生进行了聚焦，使他们产生了很大的心理上的变化。还有井上（2001）通过个人督导和团体督导的案例，介绍了采用聚焦使治疗师找到推进个案进展的方法。

笔者在开发治疗师聚焦的过程中，参考了这些先行研究。而且近年来在英国，麦迪逊（Madison, 2004）也论及在督导中使用聚焦的各种途径。可以说人们正在越来越认识到聚焦对于治疗师的重要性。

4. 治疗师聚焦的目的

如何能使治疗师聚焦这种方法对治疗师起到作用呢？为此笔者想谈一下自己的想法以及这个方法的目的。

(1) 探索合适的体验距离，促进自我理解

治疗师通过关注、探索自己在与来访者的关系中所感受到的东西，能够加深对自身体验的理解。治疗师通过感受自己在面询中的体验，能够感觉到包含在自己丰富而模糊的体验之中的含义。

还有，当治疗师在面询过程中被各种各样的情感所左右而混乱无力时，使用这个方法认真细致地体味自己的感觉，自然而然就会与被情感所左右的体验产生适当的距离，从而能够沉着从容地观察所感觉到的东西，冷静地关注来访者与自己之间所发生的一切。

这个方法也被用来体味在各种个案中自己经常产生的体验，或者在连续数个个案中持续产生的体验。在心理治疗的工作中，治疗师既会反复陷于类似的体验，也会在工作上感到困难。在这些场合，通过这个方法来感觉和理解自己的情感体验是相当有效的，因为这

会成为治疗师反观自己，加深自我理解的机会。

(2) 与督导作用的区别

如第一章所述，笔者认为这个方法与督导的作用有很大的不同。在督导中，督导者对治疗师给予各种各样的评论和指导，这些是听取身处事外的督导者意见的机会。与此相对，治疗师聚焦是以治疗师内心的体验为切入点，来体味面询中与来访者之间发生的事以及治疗师自身情境的机会。也可以说是治疗师倾听内心体验之声，回顾在心理治疗中发生了什么，自己是个什么样的状态的机会。

本来，个案外部的声音和自己内部的声音就像车的两个轮子，对于治疗师来说两方面都非常重要。然而，到现在为止并没有治疗师倾听内心之声的系统方法。而治疗师聚焦正是这样的方法。

督导，尤其对于新手治疗师是不可或缺的研修机会。因此，治疗师聚焦不应该取代督导。治疗师聚焦对自身的体味和理解，与督导帮助对来访者的理解以及临床技术的探讨，对于治疗师来说两者可以起到相辅相成的作用。

第三章
治疗师聚焦的程序和操作要领

1. 实施的方法

治疗师聚焦是治疗师通过感触自己的体会来促使体验过程产生的方法。该方法既适用于所选特定的个案，也适用于多种个案总的体验以及在职场担任心理治疗工作的整体体验。

本方法不必像督导那样需要每周一次或两周一次的长期定期进行，仅仅一次面询也可以。只要当治疗师感到自己的个案好像走进了死胡同，或者想回顾一下自己的体验等治疗师觉得有必要的时候进行就可以。

本章为了使读者容易掌握，笔者想介绍自己常用的程序。当然读者不一定要按程序进行。正如第二章所述，只要抓住聚焦体验法的两大要点，即"保持适当的体验距离"与"要触及体会"，程序上可以有各种变通。这是因为当面询一旦开始触及体会，体会会有其自身方向性，我们要顺着其自身的流向来产生体验。

但是对于初次想体验一下治疗师聚焦的人来说，就像登山者看地图，介绍一下程序会比较容易理解和掌握。在这个意义上笔者想介绍一下笔者所使用的程序。

2. 程序

本方法原则上以两人一组结对对话的方式来进行。一人对自己的治疗体验进行聚焦（聚焦者），另一人在聚焦过程中陪伴、倾听，必要时进行引导（倾听者）。

面询的时间难以预先设定，短的30分钟左右，长的需要60～80分钟。所需时间随话题大小以及体验进程而异，加上结束后的对话也相当重要，所以笔者一般要安排90分钟的时间来进行面询。

面询由三个阶段构成，各个阶段分别介绍如下。

（1）第一阶段：确认整体

缓慢地回顾在某个案中对来访者的感受，以及与此个案有关的全部情绪。或者回顾在各种个案中自己作为治疗师的总体感受。对浮现出来的各种各样的感受一个一个地进行确认。首先，当第一个浮现出来时，确认一下，那是怎样的感觉？然后把这一个暂时搁在一边，再次回到整体，确认第二个。这样数次反复。在确认了几个感受之后，如果觉得"这些大概差不多了"，就进入下一阶段。

在进行第一阶段时，聚焦者以自己内部感觉到的感受（也就是萌芽状态的体会）为线索来确认感受。但是在这个阶段并不去深入体味。先确认自己感觉到些什么，一个个地确认，主要着眼于整体的图像。笔者之所以重视整体确认，是因为根据以往的经验，相比一开始就深入一个体会，先描画自己感觉的整体草图，在后面选取其中的一个体会来体味时比较容易获得体验上的距离。

根据聚焦者的意愿，或者由于时间关系，有的面询在第一阶段就结束了。我们后面会谈到，认真地进行第一阶段也会有新的发觉或发现，产生自我理解。因此仅以这个"确认整体"的阶段作业就可以作为一个单独的面询。

初学治疗师聚焦可以先单做第一阶段。因为相比较以后的阶段，第一阶段的程序在某种程度上可以定形化，即使初学也容易实施。

（2）第二阶段：决定方向

聚焦者一边回顾已经确认的几个感受一边自问，自己觉得其中哪一部分先深入进行聚焦好呢？由此来决定面询推进的方向。这时候可以让聚焦者睁开眼睛稍作停顿，商量一下进展的方式。当聚焦者作为治疗师在个案上遇到相当大的困难和困惑时，有时候有必要让聚焦者和倾听者一起来思考把焦点放在哪一部分对克服困难最有利。

（3）第三阶段：体味体会

花些时间缓慢地感觉第二阶段所选定的感受，确认和体味这种体会。在这个过程中，当把浮现的念头转化成语言，会产生新的发现或发觉。体会之中包含有情感的特质、身体的感觉、意象（或象征性的东西）、与生活关联（或故事情节）的侧面（Conell, 1994）。如果从其中的一个侧面切入向其他侧面展开就可以充分感受到体会。在体味这些的过程中聚焦者会产生新的发觉。康奈尔提示的体会的四个侧

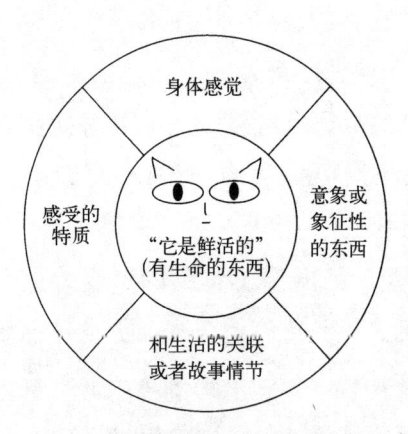

图3-1 完整的体验和【它是鲜活的】（引自：康奈尔 A.W.[1996]）

资料来源：アン・ワイザー・コーネル（著）村瀬孝雄（監訳）大澤美枝子（訳）『フォーカシング入門マニュアル 第3版』（1996）金剛出版.p.132.

面如图3-1所示。

第三阶段的推进方式因面询情况而异，难以定形化。需要在各种面询中找到各自独自的思路来推进，而这个思路其实已经内含在聚焦者的体会之中了。重要的是倾听聚焦者的体会，顺其流向来推进。

3. 推进的方法及引导

如表3-1"治疗师聚焦的推进方法以及示例"所示，我们按顺序来具体说明推进的方法。

表3-1　治疗师聚焦的推进方法及示例

A	决定对什么进行聚焦（主题） ● 针对特定的来访者咨询师所感到的感觉？针对各种来访者咨询师所感到的总的感觉？ ● 让聚焦者简单谈一下主题的概要
B	开始的准备 ● 找一个能让自己平静的地方坐下来。放松身体。 （可以闭上眼睛也可以睁着眼睛） ● "请你慢慢把注意放在自己的内部，准备开始" ● "准备好了的话，请抬一下手告诉我"
C	开始面询 ● "那么，请慢慢地把有关那件事（所选主题）你整体的感觉审视一遍" ● "关于那件事，请你体味一下自己感觉到了什么，感觉有一个什么的话，用语言告诉我"
D	第一阶段　确认整体 ● "是……的感觉对么？" "请慢慢体味那个感觉" ● "关于那个情绪，能感觉是在身体的哪个部位，是什么样的感觉呢？" ●（例）"对那个人你有……的情绪对么" ●（例）"在身体的……部位感觉……是么？"

续表

> - "你能够把这个作为第一个,就那样轻轻地放一放吗?"
> - "'这样的感觉',我们暂时把它搁一搁好吗?"
> - "请再回到整体的感觉,确认一下,还有其他什么感觉吗?"
> - "请问一下自己,还有没有其他的感觉呢?"
> - "请慢慢体味那个感觉"
> - "把那个作为第二个,能把它放一下吗?"
>   (把这个作为第三个、第四个……反复进行)
> - "其他的还会有什么呢?"
> - "确认到现在,基本上是不是差不多了?"
>   (反复确认到现在为止已找到的感觉)
>   (可以进入以下的E、F,也可以在这里结束而进入G)
>
> E 第二阶段 决定方向
> - "下面我们怎样进行呢?"
> - "在已经确认的几个感受中,有没有'这个部分想再感觉一下'的呢?"
> - "有没有'关于这个感觉,我想再稍微感觉一下看看"的呢?"
>
> F 第三阶段 体味体会
> - "再一次来慢慢地感受一下那个感觉吧"
> - "刚才你说了'……的感觉'对么?"
> - "什么样的感觉(意象)浮现上来了呢?"
>
> G 结束面询
> - "是不是在这儿差不多可以结束了呢?"
> - "在结束之前有没有还想要做一下的事呢?"
> - "那好,我们就结束这次面询吧"
> - "在充分地体味了这次找到的感觉之后,请一点一点地回到现实中来"
> - "请稍微摇晃一下身体,然后慢慢睁开眼睛"
>
> H 结束后的对话
> - 互相述说所感所思

A. 决定面询的主题

首先,要让聚焦者决定面询的主题。可以这样问:"你可以针对特定的来访者,或者针对各种来访者你作为治疗师所感觉到的进行聚焦。针对你在现在的职场,在治疗师的工作中所感觉到的也可以进行聚焦。那我们怎样来进行这次面询呢?"让聚焦者考虑片刻,决定本次面询聚焦的主题。

开发本方法当初，笔者设定是进行有关特定的来访者的聚焦。但是和聚焦者们交流后，不少治疗师要求针对自己在各种各样的个案中所感觉到的总体感觉进行聚焦，而并非是特定案例。所以后来也将此项列入聚焦者可选的主题。

选择主题时倾听者不要提建议或提示，要询问聚焦者的意图并让其自行决定。因为聚焦者在自问选什么主题好的时候，正在一点一点触及自己的体会，当决定"这个主题"时，已经在自己的内部获得了某种感觉，而以后的过程就是朝着体味这种感觉的方向推进。我们可以说，在决定主题的这一刻，聚焦的过程已经开始了。

决定主题后，要让聚焦者简单地谈一下所选案例或主题的概要。这只是为了让倾听者跟得上聚焦者的话，并不需要像督导那样准备资料详细报告。因为在面询中主要不是谈具体的内容而是谈如何感觉的，倾听者事先了解一下大概会比较容易跟上聚焦者的节奏。

B. 准备工作

有场地条件的话让聚焦者找一个能让自己平静下来的地方坐下来。可以坐在椅子上，也可以坐在地毯或席子上，可以闭上眼睛也可以睁着眼睛。倾听者坐在旁边，然后告诉聚焦者："慢慢把注意放在自己的内部，我们准备开始了，准备好了的话，请抬一下手告诉我"。

如果有什么使得聚焦者难以集中注意，就让聚焦者说出来。比如照明太亮、窗户光线刺眼等，能调节就调节一下。觉得冷的话就让披上上衣。另外，初次体验聚焦时往往会感到不安和紧张，通常让把这些不安和紧张说出来就会缓解。通过这样的准备工作慢慢把注意力集中到内部。

C. 开始面询

聚焦者准备好抬手示意后面询就开始了。倾听者进行引导："好，我们慢慢地开始，请你把关于那件事（所选主题）的所有的感觉都慢慢地审视一遍"。

在进行有关特定的来访者的面询时笔者会引导："在担任那个个案方面，请你慢慢地回顾一下，你对来访者所感受到的情绪，以及与这个个案有关的你所感觉到的所有的感受。"因为不仅是对于来访者的感受，与担任这个个案相关的所有感受都包含着重要的东西。例如，治疗师很在意上司和同事的评价、职场的环境难有安全感等。在上述引导之后，接下来，"关于这件事，请你体味一下自己感觉到了什么。如果感觉到'有这样的感受呢'，感觉到一个的话，请用语言告诉我"。

D. 第一阶段：确认整体

当聚焦者说了第一个情绪后，让聚焦者确认一下那是什么样的感觉。可以引导："是……的感觉对么？""请慢慢地体味一下那种感觉。"也可以询问："关于那个感受，能感觉到是在身体的哪个部位，是什么样的感觉吗？"不过在第一阶段，如果难以感知到身体的感觉就没有必要勉强。聚焦者能够感觉到第一个感受的某种具体的心情或感觉（……的感觉）就已经够了。这时也可以用其他的引导语："对那个人你有……的感受对么？"或者"在身体的……这一块感觉到对么？"

在稍微确认了第一个感受的实感后要先把它放一放。所谓"放一放"，意思就是在心理上把它作为一个对象要拉开一点距离。引导语为："你能够把它作为第一个，原封不动地轻轻地放一放吗？""第一个是'……的感觉'，我们暂时把它搁一下好吗？"等。接下来的第四章将会谈到，进行搁置作业时，在很多场合意象能助一臂之力。

因为聚焦者在考虑如何才容易搁置，放在什么地方如何放的时候，意象能够提供具体的思路。

接下来，再次回到主题上，回到整体感觉。引导："让我们回到整体的感觉，请确认一下，还有其他的什么感觉吗？""请问一下自己，还有没有其他的感觉呢？"确认了第二个感受的实感后，同样地将其搁置起来。

就这样第三个、第四个，反复地确认。笔者通常在确认了第三个或第四个之后会说："我来回顾一下我们到现在为止所确认的内容吧"，一边看记录一边复述聚焦者说过的关键词。然后再催促一下："请确认一下，还会有别的吗？"或者看差不多了就问一下："我们确认到现在，基本上是不是差不多了？"大致告一段落后就进入以下的第二阶段。

这里所说的"大致告一段落"，是在聚焦者说了"到现在大致谈得差不多了""其他好像还有些小的东西，不过现在不谈也没有关系"之类的话之后。通常，少的三个左右，多的六七个。确认的感受的个数多少都无所谓，关键是聚焦者是否大体上都认可。

以上的交流要注意，不要机械地进行。要在进行的同时觉察聚焦者体验的动向。有的聚焦者喜欢花时间慢慢地体味，有的却喜欢快节奏。倾听者必须要因人而异地作出调整。

上一节谈到，也有的面询仅在第一阶段就结束了。有的是在面询开始前就商量好，"我们就做第一阶段吧"。也有的是在第一阶段用了相当多的时间，结束时间快到了，这时候聚焦者和倾听者都觉得在这里结束比较好。有的或者是在第一阶段告一段落时，认为以对话的方式归纳一下已经确认了的情绪比进入下一阶段对聚焦者更为有利。以上这些场合就跳过以下介绍的E和F而直接进入G。

E. 第二阶段：决定方向

在第一阶段告一段落时就进入到第二阶段。倾听者复述由聚焦者确认了的感受，并在此基础上对聚焦者询问："下面我们怎样进行呢？""在确认的几个感受中，有没有'这个部分想再感觉一下'或者'这里面有没有要想感觉一下看看'的呢？"然后根据聚焦者的判断（或者两人商量）来决定面询进展的方向。

F. 第三阶段：体味体会

对于第二阶段所选择的感受，聚焦者再一次在自己内部缓慢而认真细致地感受其体会，进行体味。这时候常用的引导语有："请再一次慢慢地感受一下那种感觉"或者"刚才你说'有……的感觉'"。也可以询问："用身体的感受来描述的话，那是什么样的感觉呢？"另外，在体味体会的过程中如果有意象浮现，也可以针对意象进行体味。可以以各种各样的形式把聚焦者与体会之间的对话进行下去。

如上一节所述，第三阶段的展开方式因情况会有不同。我们知道顺着聚焦者体会中内含的方向推进就会有下一步的展开，但是究竟是什么样的展开，有时候不实际推进一下看看是难以预料的。所以在这里难以介绍一般性的引导方式。本书的第五章和第六章记录了到第三阶段为止的各类实例，读者可以参考。

G. 结束面询

在第三阶段告一段落后推进到结束面询。通常，随着体会展开和收束的流程，聚焦者和倾听者都会有同感，差不多要结束了。在时间上，长的也是以 60～80 分钟左右为宜。

倾听者询问："是不是在这儿差不多可以结束了呢？"如果聚焦者同意，就开始结束面询。接着笔者通常会问："在结束之前，你有没有想要做一下的事呢？"让聚焦者考虑一下。于是聚焦者会有一些想法浮现上来，比如"我想体味一会儿这个感觉再结束""我想把今天发现的东西在自己内部一个个放好后再结束"或者"想象一个收藏这个感觉的容器,我想把这个感觉放在里面后再结束"等。

此外,如果面询主题是有关进行中的个案的感受的,笔者有时候会提议:"我们来考虑一下以后再会见这个来访者时有什么需要留意的。然后我们再结束是不是比较好一点?"如果聚焦者也希望如此的话,体味好这个以后就可以结束了。

以上的一番交流之后,倾听者进行引导:"那好,我们要结束这次面询了。"接着"请一点一点让意识回到现实中来""动一下身体,摇晃一下,伸缩一下手指,请慢慢睁开眼睛"。如果让意识太快地回到现实世界,有的人会觉得头痛或麻木,要留意稍微花些时间缓慢地进行。

H. 面询结束后的对话

面询结束后,双方回顾面询中发生的事、互相述说感想是相当重要的。因为在面询中聚焦者有点处于近似催眠的状态,结束后相互谈一下感想,进行对话,这是以日常现实的意识来回顾和消化面询中的体验,在面询体验和日常现实意识之间架起连接之桥来。

4. 注意事项

(1)聚焦者的注意事项

通常,聚焦者为了触及内部,大多在面询时闭上眼睛,但不一定非要如此不可,也可以睁开眼睛。有的聚焦者在面询中睁着眼睛,只在需要感受身体感觉时才不时地闭上眼睛。也有的聚焦者闭上眼睛会觉得体验距离过近,睁着眼睛比较容易进行。所以让聚焦者自己寻找合适的方式为好。

体验进行的节奏因人而异,在面询中有的聚焦者会产生数分钟的沉默。重要的是要按聚焦者自身的节奏进行，因此不时地沉默也是可以的。如果这时候聚焦者在意倾听者"我这么沉默是不是对倾听者不好呀？""我不是在为难倾听者吧"，聚焦就不能顺利进行了。这时不如聚焦者自己提出要求："请等一下""我想慢一点进行"等。相反，聚焦者也可以要求："我希望你快点提出各种各样的问题""我希望你进行得再稍微快一点"。

在面询中，有的聚焦者想要述说有关主题的具体事情或情况。这时候可以讲述。一般倾听者不怎么会去询问那些事情，但是聚焦者想说的话也没有必要阻止，因为这是体验的自然动向。不过在述说了具体的事情之后，还是需要再次把注意拉回到自己感觉到的体会上来进行体味作业。

在感受体会的途中，有时会有意象浮现上来。在搁置体会或者体味体会方面，意象是很有用的途径。但是如果意象源源不断地出现，聚焦就不能顺利进行了，因为聚焦是停留在体会中进行体味的作业。在聚焦中我们可以把意象用作把握和处理体会的一个途径。

（2）倾听者的注意事项

首先最重要的是保密。在治疗师聚焦中涉及不少的具体案例，保守有关案例内容的秘密是必不可少的。关于这一点必须要有和督导同样的保密意识。

在面询的进展过程中，重要的是倾听者在倾听聚焦者所说的同时，也要在自己内部感受自身的体会。要对得上聚焦者的频率，和聚焦者同样地在"身体感觉"层面进行追随体验和感受。

另外，如前所述，体验进展的节奏和速度因人而异，倾听者要跟上聚焦者的步调，顺随体验进展的流向来倾听。如果不知道聚焦者的节奏而感到困惑，在面询开始时倾听者可以询问："我们以什么样的进度来进行好呀？"

倾听者的角色是倾听。在面询中也要进行引导。而在引导的时候要和聚焦者进行交流协商。例如像以下这样的交流。对于倾听者"我们进行吧"的引导,聚焦者回答说:"我想再继续感觉一下",这时候倾听者应该回应:"好,就那样做吧"。然后,在短暂的沉默后问:"是什么样的感觉呢?"也可以参照另一个例子,当聚焦者说"这个觉得有些沉重的感觉",倾听者回应"怎么办好呢?稍微离开一点再感觉一下吗?"对此聚焦者的回答如果是"那就试一下看吧",倾听者可以引导说:"那么,我们稍许离远一点试一下看吧"。倾听者应有的姿态并不是单方面一味地引导提示,而是和聚焦者有商有量地来推进面询。

从下一章起,我们开始介绍聚焦师治疗的各种实践案例。希望读者在阅读时能够以自己的身体感觉来感受聚焦者体验的流动和倾听者体验的流动。如果能这样做,也许就能随之体验到本方法的实际效果了。

第四章
第一阶段的两个面询案例

1. 第一阶段"确认整体"

本章要介绍实施到第一阶段为止的两个面询案例。如第三章所说,这个第一阶段可以作为一个独立的面询来实施。通过认真地实施这一阶段,治疗师重新整理自己所感受到的东西,有时候会有新的发现。

如前所述,对于初次接触治疗师聚焦的治疗师来说,开始的时候仅实施第一阶段比较容易习惯和适应本方法。相比较第二阶段以后的程序,第一阶段的程序更加明了而且更加定形化,需要引导者方面"掌握进程,随机应变"的地方比较少,倾听者的角色也比较容易扮演。和身边的治疗师同行结对,交替扮演聚焦者和倾听者的角色来体验本方法的时候,仅实施第一阶段做法更简单容易。

以下的两例中,第1例是针对在某职场担任各种各样来访者个案的过程中所感到的感受进行治疗师聚焦。第2例是针对某类棘手的来访者而实施的治疗师聚焦。

这两例实施的年份虽然不同,但都是在治疗师聚焦工作坊中作为示范,由笔者扮演倾听者实施的面询案例。每次都有数十名旁听者在场。由于是示范,而且有30分钟的时间限制,所以事先说好面询仅实施到第一阶段为止。

2. 与A女士的面询

(1) 聚焦者的概况

聚焦者A女士是在儿童福利机构工作的二十几岁的女性,之前没有聚焦的体验,因对治疗师聚焦有兴趣而来参加工作坊。

(2) 面询经过

A女士在面询中始终闭着眼睛。以下记录根据面询笔记做成,不是逐字逐句的记录。读者可以以此了解一下面询流程的大概。在A女士与笔者的对话记录中,需要补充说明的地方以( )表示。

笔者: 我们可以谈你对某个个案的感受,也可以谈你在担任各种个案的过程中的感受。你看我们怎样进行好?

A女士: 我想作为心理治疗师对自己在工作中所感觉到的整体作聚焦。

笔者: OK。请准备好,把注意力集中到内部。准备好了请抬一下手。(A女士抬手)

笔者: 我们首先来确认一下现在的感觉,现在你坐在这里,有什么感觉?

A女士: 好像有点坐不住,想平静又平静不下来。

笔者: "那种感觉"用语言来说的话是什么样的呢?

A女士: 能说得好么? 好像可以。可是,(就在说话的时候)现在觉得放松下来了。

笔者: 可以进入到你作为心理治疗师的感觉了吗?

A女士: 大概可以了。

笔者： 那么，你作为心理治疗师，平时自己是以什么样的感觉在工作呢？也许有各种各样的感觉，我们一个一个用语言来确认一下。你作为心理治疗师审视一遍自己感觉的整体，有什么浮现上来就请告诉我。

A女士： 一想起平日里各种各样的事情就不由得感觉沉重起来。

笔者： 是因为某件事情而沉重？还是因为平时的工作感到沉重？

A女士： 好像是整个的沉重，形状也好像是沉重的感觉。虽然不是石头，初看就像石头那样。

笔者： 用颜色，或者形状，或者大小来表示的话。

A女士： 虽说像石头，但没有棱角。棱角被河里的流水磨圆了，但是很粗糙。颜色近似于灰色，比自己的身体要大些。

笔者： 那样的沉重感。我们把它作为第一个先放在一边好不好？

A女士： 好的。

笔者： 我们把它作为第一个感觉先放起来，再一次回到整体感觉上来看一下吧。

A女士： 好的。（沉默。觉察还有其他什么感觉）

A女士： 有是有的，只是看不到形状。说不清楚这个。

笔者： 眼下有没有形状没有关系。假如用能够表达的话来说的话……

A女士： 好像是豁然开朗的感觉。一想起这个来是"喜悦"呢？还是"太好了"呢？虽然不能算是喜气洋洋，但和刚才的全然不同。

笔者： 豁然开朗的感觉，一想起这个就有"太好了"的感觉。

A女士： 在喜悦和快乐之间（笑）。既不是"喜悦"，也不是

"太好了"一词就能说尽的。似乎是"啊哈，原来如此呀"的感觉。

笔者： "啊哈，原来如此呀"和你现在的感觉相吻合是么。

A女士： 嗯。

笔者： 为了帮助我来理解，请你告诉我，你所说的"豁然开朗"是什么意思呢？

A女士： 好像是扩大开来，就像是（漫画里）带棱角的对话框扩展的瞬间。

笔者： 的确是的。那么，这个作为第二个，好吗？

A女士： 好的。

笔者： 再一次回到整体感觉上来确认一下。

A女士：（沉默了一会儿后）也不像是什么也没有，但是也没有什么特别"就是这个"的。

笔者： 虽然不是什么也没有，但也没有什么特别可以说的。

A女士： 不，这个也是重要的，虽然什么也没有，虽然没有什么能够表达的东西。

笔者： 啊，你感觉要把这个作为第三个重要的东西是么。

A女士： 嗯。

笔者： 那么，即便不是语言或者印象，还是以什么感觉确认下来比较好。以什么样的感觉确认下来比较好呢？

A女士： ……（沉默）

笔者： 也许（和A女士的感觉）不太贴切，身体的感觉呀，或者用什么词语可以作为标签贴上去的。

A女士： 嗯……也不是没有形状，但是只有线条般的东西。颜色的话，淡黄色，正好很贴切。并不是什么也没有，感觉到它有着什么意义。但是用语言来表达的话，似乎又有什么不对。

笔者：那把这个作为第三个怎么样？

A女士：好的。

笔者：我一边看笔记（读出来）一边回顾一下，你也回顾一下。

A女士：好的。

笔者：第一个是沉重的感觉。像石头样粗糙的灰色，相当大，比自己的身体还大些。第二个，开始说是豁然开朗，又说在喜悦和快乐之间、"啊哈，原来如此呀"。现在是第三个，不清楚形状，淡黄色。现在确认了这三个，怎么样？这样的三个差不多了吗？还是好像还有其他的？

A女士：这三个，差不多了。

笔者：那么好吧，今天是示范，所以打算只做到这里。在我们结束的时候，你觉得是把这些放进容器收藏起来好呢，还是就这样结束好？我是觉得做一下收藏作业比较好。

A女士：从左边开始有第一个、第二个、第三个。都围在身边，不舒服。按照它们出来的顺序把它们放到它们来的地方。不过，第一个比较重，放在正中间。按第三个、第一个、第二个的顺序。

笔者：那就请那样子放一下。

A女士：……（沉默一会儿，进行内部作业）

笔者：收藏得怎么样？

A女士：像吸尘器那样一下子就吸进里面来了。最后好像有小球一样的东西，在吸进来的地方有小球一样的东西，不过也没有什么妨碍。

笔者： 那么好，收藏好了，这次面询就结束吧。

A女士： 好的。

在面询结束后对话中的A女士的感想

"第二个出现的东西很意外。当把第一个感觉放到一边去的时候，就看见第二个了。看见的时候发现'太好了'。因为被第一个感觉压制住了，觉得面询真难受呀。第一个感觉出来后不断地膨胀，难受到了想要睁开眼睛结束面询的程度。但是，把第一个感觉放在一边后，紧接着一下子出现了'第二个'，觉得太好了。第三个完全不明白，但是肯定有什么。好像是相互混合的东西归在一处。"

一个月后A女士的感想

"工作中感觉沉重的时候想起第二个感觉来，想到自己还是有那种感觉的。"

一年后A女士的感想

一年后，关于A女士在面询中所谈的内容，请A女士作了说明。以下是A女士写的文章。

关于第一个情绪，记得那是一种非常难受痛苦的感觉。这种情绪或许是自己作为心理治疗者感觉从整体（关于所有的个案）上来说没有能做好而感觉到的不安和缺乏自信。从事治疗工作第六年，看到自己能力有限，陷入了萎靡不振的状态。对任何个案都感觉"自己没有能做好"。这也许就以沉重、粗糙、棱角被磨圆了的石头表现出来了。

第二个感觉现在也记得，而且清楚地记得就是这件事。当把最初沉重的感觉搁置一旁的瞬间，一下子眼前豁然开朗，似乎有什么喜悦的感觉在全身扩散开来。我知道那是和我做的一个个案有关。在聚焦中豁然开朗的时候，那个个案的面容刹那间就浮现出来了。从那个时候起，自己意识到了自己多少也有做得成功的个案。我觉得这就是当时的那个"情绪"。

被第一个沉重的感觉干扰而看不到的东西，当干扰被搁置一边的时候一下子就看见了。作为事后的理解，自己原来认为自己"所有的个案都不行"，可当把这种情绪搁在一边后，被干扰而看不到的部分（个案）就显现出来了。

不可思议的是，在聚焦之前脑子里是完全没有那个个案的，当初说好就是感觉整体来进行聚焦的，不可能一个一个个案地去回想。所以，当放下第一个感觉的时候，一下子特定的那个个案的面容出现时，自己也非常惊讶。平时也没注意到那个个案做得比较顺利（大概潜意识里注意到了），一旦想起来了就感觉到了喜悦，意识到这个个案是自己成功的个案。

还记得第三个感觉，不过还是不太明白。感觉上就如面询中所说的，淡黄色没有形状但感觉对自己有重要的意义。或许既不是第一个"完全不行"的情绪，也不是第二个"进展顺利"的情绪，而是第三个情绪。似乎是和"坏""好"的评价不同维度的意象。总之今后自己有必要继续探索下去。

（3）通过这个面询所表现的本方法的特征

从与A女士的面询中读者们得到了什么印象呢？有没有感受到一点治疗师聚焦这个方法的氛围了呢？下面，我们以与A女士的面询为素材来谈一下这个方法的特征。

聚焦者的"感觉"就是途径

在这个方法中,是以聚焦者的"感觉"为途径将面询推进向前的。在很多场合,往往不讨论那种"感觉"的内容而直接推进,通过把聚焦者的注意引向内部体验来推进过程。在本次面询中,倾听者(笔者)并不太清楚具体的内容或事项,而只是把焦点对准聚焦者的"感觉"来进行对话。那些内容其实是在一年以后请她写了感想后笔者才知道的。

不过,有的面询在结束后的对话中也有涉及聚焦内容,谈及具体的内容和事项的。在结对实施聚焦时这样做可能比较好(但本次面询是示范,又有很多人旁观,没有一结束就讨论具体的内容)。

不过在实施特定案例的面询时,倾听者在开始前可以简单地问一下内容,这样接下来倾听、引导起来会比较容易。笔者在扮演倾听者的时候关于个案会简单地询问:是抱着什么心情来进行治疗师聚焦的?是什么样的来访者?这个个案持续了多长时间?是进行中的个案还是结了案的个案?治疗师是以什么样的心情在进行治疗等。

通过确认一个一个的感受来推进过程

这个阶段是依次确认内部感觉到的多个感受,以此来确认关于主题的感受的整体图像。然而,这些感受既有并列呈现"既有这个感受又有那个感受"的,也有依次呈现的,即"把第一个感受搁置后,又来了第二个新的感受"。我们依此一个一个地确认感受,不单纯是确认,而是通过这种确认作业使得体验的过程得以进展。

在与A女士的面询中,在感觉了作为第一个浮现的"沉重"的质感(那东西"出现后不断膨胀,结果甚至想要睁开眼睛结束面询"般地让人难受)后将其搁置一旁,再次回到整体来探索其他感受的时候,又感觉到作为第二个"如豁然开朗般地在喜悦和快乐之间"的感觉。就如后来A女士谈感想时所说"把最初沉重的感觉搁置到一边后，就一下子眼前豁然开朗，感到喜悦的感觉在全身扩散开来"。A女士把这解释为"一旦把那个（第一个）感受搁在一边，被干扰而看不见的顺利成功的部分（个案）就呈现出来了"。接下来第三个，她发现了"自己也还不太明白但对自己有重要意义的感觉"。

A女士特别在第二个感受浮现的时候，有了被她表述为"惊讶"的新鲜的发现。就这样，通过确认、搁置平日感到的感觉，可以发现一些性质不同的东西。正如A女士所说，当某种感受在体验上占据了很大的位置时，其他的感受会被干扰而难以觉察到。当把面前的感受放到一旁时，就比较容易看到原来被它遮挡而看不见的其他感受。因此我们可以知道，"搁置"自己内部所感觉到的东西对于体验心灵活动具有很重要的意义。关于这一点，我们在下面与B先生的面询的讨论中还会谈到。

3. 与B先生的面询

（1）聚焦者的概况

B先生是在精神卫生机构工作的四十几岁的男性治疗师。此前主要采用催眠、短期治疗、沟通分析等进行治疗，具有丰富的经验，但没有做过聚焦。因对治疗师聚焦有兴趣而来参加工作坊，是初次体验聚焦。

（2）面询经过

以下记录和A女士一样是根据面询笔记整理的。没有留下详细的对话记录，请读者只是作为面询概要来了解一下。

笔者： 现在想要在面询中谈什么呢？
B先生： 来访者中有讨厌的家伙，有命令型、支配型的人，那时候感觉非常累。

笔者： 那么，我们就来做一下关于这个主题。不知道能不能做到搞清楚该怎么做的程度，我觉得只要B先生能够理出头绪就可以了。这样行吗？

B先生： 行。

笔者： 我们是来做有关特定的个案呢，还是做其他的？

B先生： 我觉得不要限于特定的个案为好。

笔者： 那就来做你说的那种情境，好么？

B先生： 好的。

笔者： 那就开始吧。请把注意力转向自己的内部，准备好了请告诉我一下。

B先生： 好了。（准备好了的信号）

笔者： 请回想一下那个情境。有什么样的感觉呢？

B先生： 有畏缩、痛苦的感觉。对方好像正面朝着我在叫"给我听好了！"

笔者： 在那个情境中自己感觉到什么呢？请回顾一下整体，确认一下其中包含的细微的意味。一边观察一边慢慢地确认一下。

B先生： 感觉郁闷。

笔者： 请用身体的感觉，或者印象也可以，来感觉一下那个郁闷，是一种什么样的郁闷呢？

B先生： 好像从脖子到胸部都被抓住，很僵硬。从脖子到胸部像一个直筒子，脖子是进口，胸部是出口。像棍子，像香肠那样的硬块。

笔者： 的确是的。像香肠那样的硬块。现在感觉难受吗？

B先生： 是的，沉重的感觉。

笔者： 那么，把这个作为第一个，在自己的内部用一个什么方式收藏起来好不好？和它分离开来，把它搁在一个什么地方。

B先生把它拿到自己看得见的地方，用棍子像擀黏土那样把它擀平，擀成薄片。

笔者： 用意象也可以，现在能够那样做了吗？

B先生： 是的。

笔者： 那就那样地做一下。

B先生： ……（沉默一会儿进行内部作业）

笔者： 我觉得是不是决定一下把它放在哪里会比较好。怎么样？

B先生： 感觉好像是挂在墙上。

笔者： 挂在什么地方的墙上呢？

B先生： 这边（右边）似乎好一些。

笔者： 慢一点没关系，怎样挂才好呢？请试一下。

B先生： 有堵墙，感觉像布一样，像帘子一样地把它挂上去。

笔者： 在右手边，像帘子一样地把它挂在墙上？

B先生： 是的。

笔者： 现在，从远处眺望一下它，心情如何？

B先生： 不错，平静下来了。

笔者： 假设第一个已经放好了，我们可以继续进行下去吗？

B先生： 好的。

笔者： 其他还觉得有什么样的情绪呢？

B先生： 想逃出去。

笔者： 从感觉上来说那是什么感觉？

B先生： "想糊弄过去"，或者是"希望不要提那件事"。

笔者： 如果用身体的感觉来感受一下现在你所感觉到的东西，

那是什么呢？

B先生： 偏左一点的地方，像云一样的，或者是像粗粗拉拉的灰尘或烟一样的东西。

笔者： 那个感觉很重要。那种粗粗的东西是什么性质的东西？

B先生： 阴沉沉的，这边（右边）的视野很开阔，这边（左边）的视野不好，昏暗。脸的左前方昏暗的感觉。

笔者： 这个也是收藏起来比较好。想到什么收藏的办法没有？

B先生： 把它吸到右边去。

笔者： 就那样试试看。

B先生： （长时间的沉默后）在那里有个进口，刚才有帘子般的东西，不断被吸到那里面去了，被远远地吸进去了。视野好了许多。

笔者： 你说的进口在什么地方？

B先生： 在这边（自己的前边）。感觉比刚才远了一点。

笔者： 的确。那么，把那个作为第二个。请你再一次回到整体。请你确认一下，其他还有没有需要确认的情绪？

B先生： 好像是"没办法了"的心境，或者好像是"把这个就这样扔下吧"的感觉。这个一出来，似乎比较容易平衡了。

笔者： 现在的心情或者感觉怎么样？

B先生： 疲惫的感觉和爽快的感觉混合在一起。

笔者： 那么，把它作为第三个来确认，把它收藏起来好么？

B先生： 好的。

笔者： 这个也要想个放的地方才好。

B先生：似乎有什么在这边（头部）紧贴着。

笔者：怎么办呢？

B先生：据说印第安人会剥头皮，就像那样地从下往上一下子剥下来。把它平铺开来，挂在帘子上。那样一来，就会轻松了。

笔者：那样一来，轻松了吗？

B先生：好像是的。

笔者：我们来回顾一下到现在为止所做的。第一个，郁闷的感觉，香肠般的硬块。把它弄平，挂在右手边。第二个，左边的视野变得昏暗的感觉。那里有个入口，把它吸到那里面去。然后第三个，好像是"把这个就这样地扔下吧"的感觉。把它一下子剥下来，挂在帘子上。请你确认一下，这三个都定形下来了吗？

B先生：很确定的感觉。

笔者：这三个暂且都放好了，自己的心情怎么样？

B先生：感觉视野开阔了许多，感觉舒畅了，感觉可以呼吸了，腰背也挺直了许多。

笔者：我们差不多要进入结束阶段了。可以结束了吗？请自己确认一下。

B先生：待我稍许深呼吸一会儿就可以了。

笔者：做一会儿吧。

B先生：（活动身体，深呼吸）

笔者：好了吗？那么，活动一下身体，请一点一点让意识回到现实中来。

结束后B先生的感想及对话

在以下的记述中，B先生的发言以""、倾听者以及旁听者的提问以< >表示。

"真是不可思议的体验。所谓的意象如此这般地浮现出来，任意地冒出来。像轻度催眠但又与催眠不同，可以从容不迫地缓慢进行。催眠是意象在恍惚中蠕动，好像是被拽到什么地方去的感觉。而这次的感觉好像很平静沉稳。开始时可以看见现实，然后像变幻了一个场景一般。"

<你所谓的不可思议指的是什么？> "自己原以为对于从头上到下面难受的（第一个）感觉毫无办法，试着把它拿出来倒觉得非常新鲜。一般这至多只能缓解放松一下。" <第一个像香肠一样的东西放好了以后怎么样了呢？> "舒爽感油然而生，是从里往外慢慢自然地渗出来的感觉"。<一个一个整理后再回到整体，感觉上有变化吗？> "好像自由度扩大了的感觉。第三个东西是在挪除了第一个和第二个之后才出现的感觉。"

三个月后的感想

这次面询过后大约三个月，也请B先生写了感想，特记载如下：

感觉那次面询后自己的临床风格确实发生了变化。好像那是"搁置一下"的感觉，或者是"慢慢地花时间体味"的感觉，在不经意间成了自己面询的要素在发挥作用。在我自己从事的催眠或短期治疗中，总的来说和来访者对话的节奏无论如何都是向前推进，呈现出要促使变化产生的强力，因此自己常常为之苦恼。最近，相反地，通过保持距离来仔细地观察，会不时体验到那些必要而且充分的变化自然而然地发生，甚至会有想都没有想到的展开。虽然以前也有"事出意外"的情况，但是我似乎更加愿意信赖这种程序。从治疗师聚焦中获得的最大收获依然是那种"安定沉稳"。这不仅对我的面询风格带来了影响，而且对于治疗师的自我保养、自我疗愈也是重要的要素。我自己关于面询的压力好像减轻了许多，感到自我调整也容易多了。我学到了作为治疗师定期保养复元非常重要的程序。诚心感谢。

（3）通过这个面询所表现的本方法的特征
搁置作业的重要性

上一节与A女士面询的搁置作业是倾听者以提议"把那个放一放好吗？"的方式比较简单地来进行的。但是根据治疗师的情况或者处理的主题，也有需要花时间认真仔细地进行这个作业的情况。例如在情绪很难受很难放置的时候，就有必要由聚焦者和倾听者一起来想各种办法。倾听者要一边倾听一边来感觉这个搁置作业需不需要认真仔细地来做。与B先生的面询就是这种情况。

与B先生面询的主题是关于"面对讨厌的来访者时的情绪"。笔者（倾听者）想象这是个难以处理的情绪，所以特别留意，认真仔细地进行了搁置作业。

B先生第一个浮现了"从脖子到胸口都被抓住，僵硬的"感觉，感到"像是香肠那样的硬块"。关于这个感觉，倾听者提出搁置的建议，对他说："以一个什么方式收藏起来为好？稍微离开一点？或者把它放在一个什么地方？"于是B先生想到了"把它拿到看得见的地方用棍子把它擀平"的办法，并且就这样实施了。接下来在考虑把它放在什么地方时，想到要把它"挂在墙上"，确认了所放置的恰当的位置。其结果是在右手边的"像帘子般地挂着"的意象固定下来。此时倾听者问道："以这种感觉从远处看一下，心情怎么样？"B先生回答："还不错，心定下来了。"

在细致认真地进行搁置作业的时候，像这样一边进行对话一边具体地确认——把什么放在什么地方，怎样放效果会比较好。随着那件事情以及搁置的位置确定下来，伴随的心情也会安定下来。搁置作业告一段落后，就可以与之保持一个心理上的距离，也可以说是产生一个适度的体验距离。正如B先生在面询后的感想中所说的"开始时可以看见现实，然后像变幻了一个场景般地"，把这种变化用语言表达了出来。

B先生在三个月后的感想中谈到在之后的治疗中也开始运用此次面询的体验。不是急于去促使来访者的体验过早地产生变化，而是"相反地，通过保持距离来仔细地观察，会不时体验到那些必要而且充分的变化自然而然地发生，甚至会有想都没有想到的展开"。沿着这个方向，我们可以延伸到增井（1994）以"'空间'的运用"来表达的论述，以及德田（2009）称作"收藏意象法"的心理疗法。

与此同时，B先生还谈到了"治疗师的保养复原"。笔者认为这一点首先作为治疗师聚焦的意义来说非常重要。治疗师一有机会就需要进行回顾、体味、整理自身的体验。通过搁置作业，治疗师一个一个地确认自身内部感觉到的各种各样的情感，通过与之保持适度的距离来恢复治疗师内部的心理空间，回到对于治疗师来说必要的心理状态。

搁置作业中意象体验所起的作用

在与B先生的面询的搁置作业中，意象体验发挥了很大的作用。第一个在胸部感觉到的"香肠般的硬块"被擀成薄片，像帘子一样挂在墙上；第二个"左前方昏暗"的感觉被吸入到右方；第三个"一下子剥下来"，铺平挂在帘子上。像这样在与体验的接触中自然产生的意象成了之后推进搁置作业的媒介。

在聚焦过程中，有很多意象体验都是自然发生的，过程跟随意象进展。可以说意象体验在聚焦中是很流行而且很有效的手段。当然也有难以浮现意象的人。不过这也没有大碍，因为即使没有视觉意象，"作为空想"或"假设"，只要能够想象，就能和视觉意象同样地发挥作用。

聚焦中意象体验的特征是以"身体感觉"为基础的。虽然视觉上的意象浮现可以与体感无关，但是在聚焦中首先是要感受"身体感觉"，以此为基础来处理从中产生的意象。而且，在利用意象时要一直保持与"身体感觉"的连接，不让意象离开体感独自浮行。要觉察"身体感觉"，一边确认与"身体感觉"的连接一边处理意象体验。

B先生浮现的意象也是如此。先有体感的具体感觉，在感触这个体感的过程中产生了意象。然后通过思考"以什么样的方式来收藏这个呀？"来进行搁置作业。

第五章

个案体味之一：
与某新手治疗师的面询案例

前一章介绍了第一阶段的两个面询案例。在第一阶段中，治疗师就某个个案或者某个主题所感觉到的整体进行确认和鉴别，其核心是与之保持体验距离的搁置作业。

然而治疗师聚焦还可以再进一步，进入更加深入的体验程序。第二阶段是在第一阶段被确认的几个感觉之中决定选择哪一个来聚焦的作业，而第三阶段则是确认和体味这个感觉的体会的作业。本章和下一章要介绍有关特定个案的从第一阶段到第三阶段全过程的治疗师聚焦的面询案例。

1. 新手治疗师的体验

本章介绍的是一个与开始积累临床经验不久的新手治疗师的治疗师聚焦面询案例。

新手治疗师虽然研修和实习了心理治疗或心理咨询，但一旦开始积累临床经验，就会面临很多新的课题。就像第四章介绍的A女士那样，许多新手治疗师不知道自己作为治疗师能不能胜任这个工作，会感觉到不安或者缺乏自信。在与来访者打交道时也会产生动摇。而且作为职业人士在职场适应、社会人的举止和责任等方面需要重新学习的东西也很多。

对于这样经历着各种各样体验的新手治疗师来说，非常必要的一件事就是为自己安排一段时间，来从容地回顾和体味自己作为一名治疗师，同时作为一个个体所感觉到的东西。

本章要介绍的案例是围绕治疗师对于某个来访者感到的"恐惧"而进行的聚焦。在这个面询中，治疗师C女士通过认真细致地感觉自己感受到的"恐惧"，对于来访者是如何感觉的、自己和来访者之间产生了什么样的关系，以及自己有着什么样的情感体验等能够有了更深入一步的理解。

为了使读者了解面询的实况，本章逐字逐句地记载了这个面询的后半部分，希望这样能让读者更好地体验治疗师聚焦的现场氛围。

2. 与C女士的面询

（1）聚焦者的概况

聚焦者C女士是在综合医院工作的二十几岁的女性治疗师。这次面询是在C女士开始治疗师工作不久时进行的。之前她已有十次左右的聚焦经验。面询当时，笔者正在开发和试行治疗师聚焦，数次发布了招募聚焦志愿者的通知。C女士自愿报了名，所以以个别面谈的方式实施了仅此一次的面询。面询进行了录音录像。

C女士希望聚焦的是关于在与某男性来访者（已经进行了33次咨询，当时还在继续）进行心理咨询的过程中，"作为治疗师，老觉得在面对这个来访者时自己心里涌起的感觉不大对劲，想要看一看到底是什么"。

（2）面询经过
第一阶段"确认整体"

笔者首先进行引导："自己在担任个案上感觉到了什么呢？关于那个来访者个人，自己的情绪也好，自己在担任个案方面感觉到的情绪也好，请慢慢地回顾一下整体，有什么样的感觉，有多少都可以，请确认一下。"

C女士闭着眼睛沉默了一会儿。第一个浮现的，说是"一想到这个个案就必定会立刻感觉到在左胸上方有什么硬的东西堵在那里"。又确认说，那感觉"好像是被硬塞进来堵在那里瘆人的黑疙瘩"。将此搁置后，接着第二个浮现的，说是"刚想感觉一下的，从后脑勺到脖子后面感到'乓'的一声被弹了回来"。又说"老是感觉那好像是不得进入、不能触碰的什么禁区""也许是我自己也不想进去"。

确认、搁置好第二个后，再次回到整体再感觉一下，第三个立刻就浮现了。"一想到要挨近那个来访者就好像看见了什么可怕的东西，感到毛骨悚然。现在感觉背脊上凉飕飕的。""不是要拒绝那个来访者，而是害怕去感受那个来访者具有的感觉，好像毛骨悚然的感觉。"

笔者把这个作为第三个让她进行了确认和搁置，然后再一次回到整体来感觉。C女士一边说："感觉似乎一步一步、按顺序以安全的方式在走近来访者的感觉"、一边过渡到了第四个，"现在，景象扩大了，一下子掉进了完全漆黑的地方，感觉到处尽是悲伤的东西。啊，来访者就一直住在这样的世界里么？""无声而寒冷的感觉。那里面好像有什么在蠕动，好可怕""感觉在漆黑之中，连自己身影也看不到的黑暗，漆黑的黑暗"。

笔者在这里确认将此作为第四个后，提议回顾一下到现在为止浮现的东西。从第一个起按顺序将要点用语言进行了复述。然后问道："有没有像在一点一点地接近的感觉呢？"C女士答道："是的。最初的两个是我自己面对来访者时产生的某种情绪。而摆脱了这些之后，在走近来访者的同时感觉到的好像是后面的两个。不过我非常犹豫，是要对自己内部产生的阻抗（最初的两个）做些什么呢？还是要观察在走近来访者时所感觉到东西（后面的两个）？"于是笔者就建议说："与其现在就进入到下一阶段，不如我们再次回到整体，确认一下看看还有没有其他感觉到的东西。"C女士同意了这个建议。

C女士沉默一会儿后，一边用两手做着紧紧抓住肩膀的动作一边说："感觉肩膀被什么东西突然从后面紧紧抓住，吃惊的感觉还留在肩头""担心是不是还会再被抓住呀。好像所有的感觉都关联在一起""虽然实际上不可能被来访者抓到，但是似乎有被逼着要去体尝那种感觉的恐惧。我自己没有觉察到，实际上我已经受到来自来访者的巨大冲击，好像这种冲击还在"。笔者问道："所以不仅仅是担心今后会受到冲击？"C女士说："是的。我一边说'啊，是那样的么'一边在听那个来访者的话，实际上并没在想'是那样的么'，而是一直在被别的什么东西牵住了。"接着又说："我仿佛有与来访者所说的'好像肩上压着什么，想把它甩掉'相似的感觉，但怎么甩也甩不掉，心情糟透了"。这就是"与肩膀被抓住有关的一连串的事留下的感觉"。于是，我们把这些都归纳在一起作为第五个进行了确认和搁置。

第二阶段"决定方向"

从第二阶段开始笔者考虑要逐字逐句地介绍。除了分别介绍C女士的发言和笔者的发言，"（ ）"中记载了对话中对方的插话，"[ ]"中内容表示关于对话的补充说明。

笔者： 到现在为止有五个浮现出来了不是么？基本上就是这么五个是么？似乎在这个个案中所感觉到的东西差不多都在什么地方捕捉到了。[中略] 从现在起，为了要进一步从容地体味感觉一下，在现在上来的五个东西中选哪一个比较合适呢？或者你觉得还有什么别的方法？我们怎样来推进呢？

C女士： 是什么，最经常出现，老是感觉到的？到现在为止各种各样感觉过来的事情的入口。

笔者： 第一个东西？

C女士： 对。感觉那好像是个入口，现在仍然还在。虽然也有第二个的"不能感觉的感觉"，但是也不是完全没有入口，从能进去的地方一进去就是漆黑的感觉啦，在那里面蠕动的恐惧啦，被抓住的感觉啦，感觉这些都有。（啊，可不是）要感觉漆黑的感觉还有一点害怕，如果体味那个仅仅是漆黑的感觉倒也算了，却似乎还有蠕动的东西，有点害怕，肩膀被什么东西紧紧地抓住，肩和后背上感觉到毛骨悚然，想要把它甩掉的感觉，从今后那个来访者的咨询考虑也好，从自己的状况考虑也好，为要理解那个来访者，这些都想要体味一下。嗯。感觉这些似乎全都连在一起。

笔者： 或许都连在一起。现在，我把你说的东西归纳一下，虽说有五个浮现出来的东西，最初的第一个、第二个说是入口，似乎进不去，刚想进就感觉"啪"地被弹了回来，但你还是不想就此罢休，在再进入一点的地方又有感觉到的东西，那是你所说的第三个、第四个、第五个。只是[第四个]漆黑的，自己也（还差一点），还差一点的感觉。那么，如果是[第三个]背上毛骨悚然的感觉，然后[第五个]肩头被抓的感觉的话，好像还可以去感觉一下。（是的）那好，就再一次在自己内部来感觉一下这两个[第三个、第五个]感觉，确认一下看看现在是什么样子。

第三阶段"体味体会"

C女士： [沉默60秒]肩部突然被一把紧紧抓住，真的动弹不了了。现在实感到好像有什么。一旦有了被紧紧抓住的感觉，即使实际上没被抓但似乎也有动弹不了的感觉。想要动弹，本来真是可以动弹的，但却动不了。感觉有看不见的什么力量在阻止着活动，很大的力量，感觉到似乎有什么可怕的、很大力量的东西。

笔者： 已经被抓住了，然后呢？

C女士： 这个时候动弹不了了，在想要动的瞬间又被抓住，又动不了了，在这个瞬间自己的恐惧。嗯……突然感觉紧张。嗯……说是感觉到恐惧，却还有一点微妙的不同。

笔者： 说是恐惧或者紧张似乎还不太贴切（嗯）。

C女士： 突然"唰"地一下被扔进真空中，活动停止的感觉。虽然说不好但是感觉像是突然间被强迫暂停，虽然周围还在运行但是自己却被强制暂停的感觉。只有自己，好像时间的流动一下子停止了，定格在那个瞬间的可怕的东西上。虽然没有被抓住，但是动弹不了。

笔者： 现在自然不可能被抓（不可能，但是），但是因为有什么在那个被抓的瞬间的，真的已经停止了的，那种感触留了下来，是么？

C女士：嗯，嗯，所以动弹不了。啊，但是有什么，是这个感觉么，是这么回事，很能说明那个个案，这个来访者的问题，在和他父母的纠结中就一直有那种感觉。我似乎意识到自己被卷入了来访者的感觉之中，尝到了那种感觉的滋味，所以当和这个来访者面对面的时候就有些恐惧。那，并不是那个来访者一时冲动伤害了我这个治疗师，那个来访者自身什么变化也没有，还是在那里痛苦，而似乎是这样的感觉，我原来想好不进去的，但是实际上却进去了，结果难受得要命。现在似乎，忽然明白了。

笔者：现在这样子，忽然明白了，但是要确认一下，这样的感觉是不是比较准确。

C女士：［沉默20秒］嗯……，是那样的。嗯……嗯，是么。要怎么说才好呢？嗯。似乎就是那样的感觉。那么，让那个动起来会怎么样呢？还是有点恐惧。治疗师的恐惧。漆黑看不见。恐惧的是那个动起来会发生什么。对于长期不能动弹窝在那里而产生的像是悲伤的东西也有点感觉，治疗师的恐惧也和这种感觉相关。尽管如此，嗯，肩头被紧抓的感觉，一直被莫名的力量抓住想把它甩掉的感觉，我感觉背负的是，我自己感受到的来访者的感觉，那种痛苦的东西，在那里蠕动的东西，可要把它们甩掉的话，好像不做些猛烈的事情是甩不掉的，因此有了生怕会干出什么严重的事情来的恐惧，似乎这些东西全都连在一块儿了。

笔者：是么，（是哦）这样子理解你看行吗？你看，你最初是感觉好像被那个来访者怎么了而感到了恐惧，而实际上是感觉到了那个来访者的感觉，你也和他有部分相同的感觉了，更确切地说，你感觉到了那个来访者传达过来的东西，却和来访者同样地，把它当作自己感受到的感觉了，这样理解是不是比较接近？

C女士：是那样的呢。不过好像即使这样明白了，也有点害怕的感觉。（哦，怎么说呢？）头脑里常常在想，在来访者中看到自己，或者在来访者中看到自己身边的人——朋友、恋人、家人，在看到这些个人的瞬间，感觉到自己或者身边的人内在也有那种感觉，还有些似乎一不小心就会搞错的恐惧感或者危险感。我在想："啊，我也有这样的感觉"或者"啊，那样的感觉在来访者之中也有"，"只是来访者把这个当作了问题而已"，在那个瞬间有种说不出来的感觉。嗯，即使头脑里在想"好歹就这样做就行了"，但是自己的情绪却时常跟不上。在自己内部也感觉到了那个来访者内部的东西，如果当真以那种感觉来行动的话就会出大问题。

笔者：现在，把那种感觉就这样地说一下看怎么样？

C女士：嗯。似乎是"就这么回事"的感觉和"以后大概会不要紧的"的感觉（笑），还是出来了一点。（中略）不过，感觉我一个人揽着各种各样的问题还是太够呛了。似乎这种感觉清晰起来了。

笔者：你说太够呛，怎么个够呛？现在清晰起来了呢？

C女士：嗯。什么，是什么呢。与其说是"哇，太严重、太够呛，什么都看不见啦"感觉的严重，还不如说是漂浮着的"真够呛呢"（笑）感觉的程度。好像是比较平静一点、比较明朗一点的。与其说是在黑暗中爆发太严重太够呛，还不如说够呛是够呛，但似乎还有一点平静和明朗，是一种有指望的够呛。啊，是的，现在感觉好像与其说是如何去面对这个来访者，还不如说是如何来面对在我内部产生的这种感觉。与其说是如何去面对外面的感觉，还不如说是如何来面对我内部的感觉。这些感觉已经收纳在我的身体中，好像再过一会儿就不再散乱而可以协调归纳成形了。虽然很够呛但还是去面对吧。好像是对我自己的信赖，自己的事自己解决。

笔者： 虽然是很够呛。

C女士： 那种"真够呛呢"的感觉不是那种刻板的可怕的东西，不是恐怖的东西，而是亲切柔和的，感触上不是那么令人不快的"真够呛呢"。嗯，嗯，虽然在肩头上还留着一点被紧抓的感觉，虽然还有这样的一点感觉，但似乎感觉到所有的感觉正在归纳起来。[沉默30秒]虽然在漆黑的黑暗中自己被可怕的东西所占据，但是通过和自己这种感觉连接的尝试，在感觉可怕的地方，那种柔和宜人的"真够呛呢"正在扩展开来，在黑暗中，现在有一点我所谓的"真够呛呢"的明亮发光的部分，似乎，嗯，是的，正在包容过去，或者正在照耀的感觉，似乎，嗯，感觉不错呢（笑）。

笔者： 感觉不错是么？嗯，是么？[沉默10秒]好像是，以我的回顾，是不是可以这样理解？起先，是你自己从来访者那里感觉到的恐惧，实际上是把来访者感觉到的东西作为共同的感觉[同样地]你也同样地感觉到了，但是我有了更进一步的感觉，我似乎觉得你［C女士］不仅是被动地感受到了和来访者相同的感觉，而且是在你自己的内部也有那样的部分，或许也有似乎难以处理、觉得可怕的东西。可以这样理解么？（对）嗯（是的）。那么，那么想的话，于是你就说"是自己内部的事啦"、感觉很快就要归纳成形啦、"柔和啦"等等，不是么？

C女士： 嗯。亲切柔和的感觉。那么，手上被催逼着的个案怎么办呢，与其带着与来访者相互攻击的恐惧进入咨询，不如以一点我所谓的柔和、从容的感觉进入咨询。嗯，虽然临到咨询还是会有一点慌乱，不过，即便有一点，也能够以协调了的感觉，以自己不再散乱的协调了的感觉去面对。能够去面对吗？能不能去面对还没有自信，但是即使现在立刻想到来访者的事情，自己的感觉也可以说是协调了，或者说是很好地调合在一起了。嗯。

笔者： 至少现在，一边感觉那个来访者一边就是这样的感觉是么？（嗯）［沉默15秒］怎么样？这次面询在这里（是）告一段落（是的）可以（是的）是么（是，是）。那么，我们就结束吧（好）。哦，可以慢慢地来，一点一点地回到现实中来（是），晃动一下身体，然后慢慢地睁开眼睛。

C女士： 好的。［沉默20秒］好的，谢谢。

笔者： 谢谢。

一个月后C女士的感想

"通过关注自己内部纠结的感觉，体验了一次'自我内外的统一'。觉得已经可以平静地接受来访者的状态了。简而言之，感觉已经能够非常舒爽地进入咨询了。我不知道是那次聚焦的缘故，还是来访者的状态、情境的缘故使得我会有这样的感觉，事实是现在的咨询有了进步。"

一年半后C女士的感想和思考

面询实施一年半后，以此次面询为素材，笔者和C女士共同完成了论文（吉良，大桐，2002）。以下刊载此论文中C女士关于这次面询的感想和思考。

本次面询是关于笔者（C女士）开始临床活动不久的个案所实施的治疗师聚焦。当时，笔者对于这个个案如何推进在心理治疗技术方面感觉到不足。同时，自己对这个个案在想法上、感受上疑惑重重。所以我提出了申请，希望针对这种不对劲、令人窒息（与"束手无策"稍有不同）的感觉进行治疗师聚焦。回想当时，自己完全没有想过通过治疗师聚焦能够得到什么样的感觉，只是产生出"想要和我自己的感觉面对面"的强烈愿望。

本次面询结束后，在心理治疗中笔者的实感变得相当的沉稳，这并不是说想到了或者开始实施了什么具体的心理疗法，而是有一种平静地接受来访者心情的实际感觉，而其结果，使得治疗慢慢地向更加深入的地方推进。在治疗师聚焦中到底发生了什么？！

笔者在面询开始后立刻就感觉到了"恐惧"。这是当治疗时间到了，在物理上要和来访者面对面时在笔者心中升起的"墙"。这堵"墙"是与来访者咨询时受到刺激在笔者心中产生的，笔者认识到这是来自来访者的东西。但是，随着聚焦过程的进展，观察到了笔者自身的问题和感觉与来访者的问题和感觉密切地相互缠绕在一起，由此对于"墙"的产生以及使得"墙"产生的笔者的感觉开始产生了觉察。

在心理治疗中治疗师一边汲取来访者语言的和非语言的信息，一边与来访者的情绪共感，以真诚和积极的肯定来进行咨询。治疗师在有限的条件中要从容地把握来访者的感觉，又要整理好由此而产生的治疗师自己的感觉，这在有的个案中很难同时做到。此次面询，是将已经意识到的实感（不对劲的感觉）作为切入点，从容不迫地面对治疗师在治疗中接受下的未能充分体味的感觉。从其中的"不明白"的感觉进展到产生"啊，原来是那样的么"的能够理解的感觉，由此来促进自我内外的统一。

所谓心理治疗并不是治疗师如何面对和处理"来访者的状态"这样单方面的东西，而是通过治疗师和来访者的关系来推进的治疗。但是，实际上像笔者这样的新手治疗师往往会过于关注"怎么办呢"或"来访者的情况"而容易忘却治疗师自身的感觉。通过本次面询，笔者能够重新审视并重新获得了"在个案中被忘却的作为治疗师的自己"。（以上内容由大桐Azusa提供）

3. 本方法对于新手治疗师的意义

（1）整理自身产生的情感体验的难度

如第一章所述，在心理治疗中，治疗师在与来访者交往的过程中会产生自己的情感体验。治疗师听到来访者说的话，这些话的内容会唤起治疗师的情感。此外，来访者对治疗师发出包括情绪在内的语言的和非语言的信息，作为对这些信息的反应，治疗师也会产生情感。

治疗师产生的情感即是共感的基础，也是加深对来访者理解的途径。例如，对面有一位反复述说痛苦的故事的来访者，在心理治疗中，来访者有靠拢过来的意思，而治疗师也产生了想要回应的心情。这与治疗师觉得来访者似乎消失在什么地方与自己连接不上的情况相比，在对来访者的理解上会大相径庭。我们要意识到后者的情况有可能会产生危机，必须谨慎小心地应对。

治疗师为了将自己的情感体验应用到临床以加深对来访者的理解，首先要觉察到自己产生的情感体验是什么样的微妙感觉。其次必须探索这是从哪里，是如何产生的，并赋予其意味。"现在自己的感觉，似乎是因为感觉到了这个来访者没有出路或者陷入僵局的感觉而产生的"，或者"听了这个来访者的话，好像刺激了自己内部以前一直存在的某个心结，由此产生了这样的情绪"等。

但是对于刚刚开始积累临床经验的新手治疗师来说这是相当困难的课题。很多新手，不要说觉察自己内部产生的情感体验，连安静下来关注自己的内部，从容地体味自己的感觉、审视自己的想法的余地也没有。尤其是在治疗师产生对来访者生气或者不快等负面情绪的时候，有的新手治疗师会觉得这种感觉本身就是不应该的而不能正视，有的不去仔细地体味而索性对来访者发泄情绪。这些都是不合适的。重要的事情首先是平静地、沉稳地把注意力放到自己感觉到的事情上，进行感受、体味和整理。

（2）关于与C女士进行的面询

C女士在与某个来访者面询的过程中，感觉到自己内部涌起的"不对劲"的感觉，想要面对它而希望进行这次面询。C女士所感觉到的，用一个词来表达就是"恐惧"。C女士说一到咨询时间就会感到莫名的恐惧，这成了与来访者面对面时隔在中间的"墙"。

在治疗师聚焦中，首先在第一阶段，一个一个地确认了C女士在与这个来访者咨询时感觉到的东西。这是"一步一步以安全的方式接近来访者的感觉"的过程。开始的两个，是在不能接近来访者、被弹回来的感觉中所感受到的东西，从第三个开始可以说是在进入来访者内心世界的过程中治疗师所产生的情绪。接下来把这些全部分成了五个进行了确认。

通过这样的第一阶段的作业，治疗师可以沉稳地关注自己感觉到的东西的微妙之处，认真仔细地进行体味和整理。隐约感觉到的所谓"不对劲"的一团东西在一点一点地被区分、被识别，然后在此基础上，在接下来的第二阶段关于"下一步如何进展"的商谈中，决定了进一步感觉一下这些五个感觉中的"背上毛骨悚然"的感觉（第三个）和"肩头像被抓住"的感觉（第五个）。

在第三阶段中，体味了背上和肩上感觉到的东西，在这期间有了很有意思的展开。在肩头被抓住的时候的"动弹不了""恐惧"，比"身体紧张的感觉"更确切的，是"只有自己，好像时间的流动一下子停顿了似的恐惧"。在此时，C女士忽然觉察到"这个感觉，是这么回事，很能说明那个个案。那个来访者的问题，在和他父母的纠结中就一直有那种感觉"。也就是领悟到了治疗师所感觉到的"动弹不了"（至少一部分），和来访者在与父母的关系中感受到的感觉是共通的。治疗师产生的情感和来访者的情感如此的连接，似与瑞克（Racker, 1968）在精神分析中反移情论述里谈到的一致性认同（Concordant Identification）有共通之处。瑞克关于一致性认同有这样的论述："精神分析师是通过在自己的意识中接纳自己人格的种种侧面与患者心理上对应侧面的认同，例如，通过自己的本我与患者的本我、自己的自我与患者的自我、自己的超我与患者的超我的认同,来理解患者的。"

但是,临床心理治疗师作为知识了解这种心理现象,在这种知识的基础上赋予自己产生的情感以意味,与通过认真仔细地接触自己的体验而发现这种心理现象,在理解的品质上有相当大的不同。像"自己产生的情感可以说是一致性认同的产物"的知性方向的理解与此次面询中C女士产生的体验上的理解,在觉察的强度和深度上有非常大的区别。可以说C女士通过运用本方法对自己产生的情感体验进行详细的探索,在自己与来访者之间情感上的关联方面有了很大的发现。

在此次面询中,C女士的觉察并没有停留于此。在之后的展开中,C女士进一步觉察到,自己作为一个人也在自己内部的某侧面感受到了来访者感觉到的东西,并且,对于把自己内部的这个侧面当作自己的问题而感到"恐惧"。即,C女士不仅与来访者认同,在自己内部感觉到了和来访者相同的情绪,C女士自己本身也具有与来访者共同的性格侧面,面对来访者就导致了直接面对自己本身的那个侧面,从而感觉到"恐惧"。

除了对从来访者传达过来的东西作出反应在自己内部产生情感,治疗师自身本来就有与来访者相同的侧面。作为人心共同的基础,本来在自己内部也有危险的一面。应该说只要从事治疗师工作就不可避免地会觉察这一点。在来访者身上发生的事情,对于治疗师来说并不是"别人的事",而是对于自己来说也是沉甸甸的"我们的事"。只有在体验的层面有了这样的理解的基础,我们治疗师才有可能站在来访者的立场,以与来访者相同的视线来观察周围。

像这样,C女士感觉到的"恐惧"不仅连接到对来访者的理解,也在更深的层次导致对自己的理解。而C女士一旦领悟到此,她所感到的"恐惧"的程度以及性质亦发生了很大的变化。就像C女士所说，所谓的那个"真够呛呢"的感觉已经变成"不是那种刻板的可怕的东西，不是恐怖的东西，而是亲切柔和的，感触上不是那么令人不快的'真够呛呢'"。

(3) 在体验层面自我体味的重要性

与C女士的面询，对于C女士来说是一次重大的体验，而对于笔者来说也是具有冲击力的重要经验。经过此次面询，笔者认为所谓治疗师聚焦的方法对于治疗师来说，尤其是对于刚刚开始积累临床经验的新手治疗师来说具有其他方法不可替代的意义。

很多临床经验尚浅的治疗师还没有确切地掌握觉察自己内部的技术，往往是在糊里糊涂之中被混沌的情感所左右。C女士在面对这个个案时感觉到了在自己内部产生的"不对劲"。这种"不对劲"来自那个"恐惧"，还没有具体细分，对什么恐惧，怎样地恐惧，对于C女士来说这些还没有显露其本来的面目。

C女士通过本章所述的治疗师聚焦面询，去触摸自己的感觉，成功地具体细分并捕捉到了自己感觉到的"恐惧"究竟是关于什么的怎样的情感。于是，被这种情感所左右的心绪平静了下来。通过体味自己的感觉，使这一体验的意义得以明确，结果促成了对于来访者以及对于自身的理解。

像这样的根据实感体验进行的自我体味作业对于新手治疗师来说是不可缺少的。当然，作为捕捉自己情感意义的方法途径，学习临床心理学领域前辈们说过的话以及概念，根据这些来思考也是重要的。但是从这样知性的理解层面渗透到体验的层面未必就很容易。仅仅是知性的理解行走在前，不充分触及自己的体验，老是停留在"知道了的理解"上，也许就会形成习性。作为治疗师在初学时期，在体验层面感受自己在临床所感觉到的东西，对这些东西进行体味和思考，笔者认为设置这样的机会是非常重要的。可以说治疗师聚焦就是达到此目的的方法之一。

　　C女士发现了自己的内部世界。打开很多临床心理学的专业书，这些话或许已经在什么地方写着了。但是重要的是C女士通过感触自己的体会，通过体验在自己的内部世界有了发现。治疗师的工作是与活生生的人打交道，通过与这个人的即席对话来使这个人的内部产生变化。因此，治疗师的思考方法、感受方法、理解方法如果只是知识层面的东西其实并没有什么意义。这是因为没有治疗师自身的人品素质及人生态度的基础，就不能够即席地应对来访者。笔者理解，许多临床心理学家强调治疗师的"本真"（Being）正是说的这一点。

　　*笔者注：本章刊载了拙稿「フォーカシングを用いたセラピスト自身の体験の吟味——「セラピストフォーカシング法」の検討」(「心理臨床学研究」日本心理臨床学会　20卷2号　97—107页　2002年) 中的面询案例，并将吉良安之·大桐「セラピストフォーカシングの1事例——セラピストとしての自分の体験へのフォーカシング」(「学生相談　九州大学学生生活·修学相談室紀要」4号　26—37页　2002年) 逐字逐句的记录以及两者的研究的报告作了若干修改。

第六章
个案体味之二：
与资深治疗师的面询三例

本章介绍与三位资深治疗师分别进行的三个面询案例。这三个案例都是就某个个案进行的体味，处理的主题各不相同，过程也各有特点。

第一例的D女士，因为在心理治疗中被来访者唤起了自己的问题而苦恼。在与D女士的面询中，触及了体会，体味了如何以适合自己的方式来接纳自己的问题。

在第二例中，E女士在探究自己担任个案的体会的过程中，不仅对来访者，还觉察到了对所属治疗机构体制的感受，探究了这种感受对自己的影响。通过整理这些感受调整了面对个案的姿态。

在第三例与F先生的面询中，从几个视角来感受与来访者之间的关系，对这些感受进行了体味。然后明确了来访者是如何感觉的、来访者在要求什么，把这些作为今后个案的推进途径。

在本章介绍的三个面询案例中，分别处理着各自不同的主题，而这几个主题在心理治疗中治疗师都容易碰到。请看在治疗师聚焦中是如何体味和探究这些主题的。

1. 与D女士的面询

(1) 聚焦者和个案的概要

D女士是三十几岁的女性治疗师,有近10年的临床经验。有20次以上的聚焦经验。想要聚焦的是"在与因为女儿来治疗的母亲的谈话中,对所涉及的主题与自己的问题相重合而感到焦躁不宁。自己明白这是自己的反应,所以想要触及一下看看"。那个个案已经进行了18次面询,还在继续之中,在预定要与笔者进行治疗师聚焦之后个案的面询因来访者有事临时中止了。

(2) 面询经过

第一阶段"确认整体"

笔者引导:"包括关于那个来访者的感受,包括在担任这个个案方面所有的感受,请回顾并确认一下自己所感觉到的东西。"

第一个浮现的是"面询太费时间。一个小时怎么也完不了。我的话停不住"。确认了那是"自己发出的东西碰到了什么又被弹回到这边来"的感觉。接着第二个浮现的是"感觉来访者使用礼貌而谦虚的语言,和自己不同呢"。那是"如果一起步行的话,步子的大小不一样,感觉不合拍"。如果用身体的感觉来确认,说是"在胸部有急匆匆小跑的感觉"。

再次回到整体感觉了一下,浮现了"最苦恼的是,在来访者谈她的女儿的时候我有非常厌恶的感觉"。当被问到是怎样厌恶时,D女士说"好像对我自己和对来访者(两者)都有"。前者是"在治疗中,因为我也有问题,所以每次那种厌恶都被引发出来而感觉苦恼",后者是"在自己心里产生对来访者'你拎拎清好不好呀'的情绪"。感觉这两个哪个都是比较大的东西。接着又分别确认了第三个、第四个东西。

回到整体再感觉一下，第五个"我做这个个案合适吗的感觉"浮现上来。"个案能不能顺利进展暂且不说，首先对我来讲和其他个案的感觉不一样"，D女士说这和之前的四个东西连在一块了。然后又说"我觉得不好呀，我担任这个个案觉得真是对不起人家"，作为身体上的感觉确认是"透不过气来"的感受。

这时候笔者提议把这五个浮现出来的都审视一遍，简略地用语言分别把这五个回顾了一下。D女士说"其他的出不来了，基本上就是这样的感觉了"。

第二阶段"决定方向"

于是笔者问道："现在我们怎样往前推进才好呢？我是在想从这五个中间选择一个来看的，你觉得怎么样？"D女士表示"就想这样做"，选择了"最苦恼的还是'你拎拎清好不好呀'的感觉"（第四个）。

第三阶段"体味体会"

笔者引导道："那么，在身体中感觉一下这个看看。以确认的意图来感觉一下，有怎样的感觉呢？"D女士在沉默之后说："在腹部的深处似乎有这样的，似乎含有愤怒的东西。"于是围绕这个感觉花时间体味一下，"在深处有结了硬块的感觉，里面是热的、外面是硬的""一旦要是拿到外面来，打个比方，就像泼滚开的水"。接着说："（来访者说的事情里面）就是那件事，我非常地生气。好像有'你拎拎清好不好呀'的念头。"来访者总是怜惜、照顾二女儿，而对大女儿却老是不停地斥责。D女士站在大女儿的立场就有了"你拎拎清好不好呀"的情绪。而且"似乎这个'你拎拎清好不好呀'的信息一直在话语之间向对方传达着"。

于是笔者问道："那和在里面结了硬块的愤怒有关联吗？"D女士说："是呀，我认为那是我的人生的整体在反应。与那个里面的东西相关联。那个东西不能原样地表露出来。不过因为太热了，说不定也热烘烘地传到对方那里去了吧。""我在想是怎样关联的呢，是热度传递过去的吧。"

在这时笔者问："现在感觉的苦恼，是因为这个东西妨碍了个案进程而苦恼呢，还是藏在里面的东西要到外面来的苦恼呢？"于是D女士说："治疗还是在进行，但是我的感觉却在完全不同的地方，所以觉得这肯定会有影响吧。""也有与这个来访者共同建立起来的东西，但是总体上觉得似乎停滞不前。觉得发热的部分在停滞不前。"笔者问："不过，感觉上那还没有成为致命伤是吧？"D女士同意，并说："我知道，虽然在这一点上停滞不前，但是整体上还是一点一点在进展。一想到这还不是致命伤，稍微轻松了一点，仿佛有一阵清风拂过。虽然感觉到或许做了很严重（作为治疗师来说是不好的）的事，但感觉轻松了一半。"

于是笔者询问："剩下的一半，是自己的问题？"D女士说："是的呢，不过（在其他的案例中）也问过父母对孩子的想法，也不是总引起这样的情绪。我是对这个来访者独特的想法产生了反应。"于是笔者又问："是对来访者什么样的想法产生反应的呢？"D女士说："嗯……似乎，是这个来访者盲目的感觉。这个表达很贴切。"接着，带着叹息苦笑道："在那儿感觉到了绝望。那真是苦恼呀。就是那样的人呐，也总算明白过来啦""呵呵，服啦。"

接着，话题转移到今后以什么样的姿态才能将这个治疗继续下去，对此进行了体味。D女士说："也许我总是太顶真，要我接受这一部分我现在做不到。对于居然有自己接受不了的东西我感到愕然。""强烈地感觉到这样的情绪还是第一次。现在定位在'试行期'还可以安心一些。设置一个时间段，心里想好就这样不再靠近了就可以在自己的内部保持距离感，以此来试着观察来访者如何感觉，对治疗有什么影响。"

在这里结束了这次面询。

(3) D女士的感想

D女士的感想简要如下:

"案例讨论会往往是以做了什么为中心来展开的。而心理治疗是以自己与来访者的关系为基础的,所以觉得明确一下我内心还不太清楚的感觉非常好。个案在治疗师聚焦的面询后结束了。自己整理了与那个来访者的面询,所以也容易理解了。"

(4) 本面询对于D女士的意义

治疗师D女士自觉来访者说的部分话题与自身具有的人生课题相重合,在面询中把这个作为了主题。在第一阶段,明确了D女士所感到的苦恼中,有D女士面对自身内心潜藏着的东西的痛苦,有对来访者产生的负性情绪,也有担心这些会给心理治疗带来不利影响的歉疚,因此感觉透不过气来。

在第三阶段,体味了这些情感。对来访者愤怒的负性情绪作为"热烘烘"表现出来,而对整体慢慢地体味之后,确认到"有与这个来访者共同建立起来的东西""整体上没有停滞不前",感觉到"未必成为致命伤"。由此缓解了对来访者的歉疚,"感觉轻松了一半"。

剩下的一半,是面对自己的问题,是D女士自己的苦恼。对这些也进行了仔细的体味,明白了对来访者"盲目的感觉"觉得"绝望"的苦恼,对自己感到的苦恼具体是些什么样的东西有了实感。

接下来,以此为基础进一步进行了治疗师姿态的体味作业,探讨了带着这个苦恼应该如何进行治疗。D女士发现了"现在定位在'试行期'可以安心一些"。以这样的形式整理了今后面询的进展方法。

正如与D女士的面询案例所示，有时候治疗师自身的个人问题会与来访者的主题或内容相重合，于是在治疗师的工作中不得不面对自己的问题。D女士对此自己是有觉察的。为了继续进行治疗，在与来访者的接触中，她控制了自己的情感，没有把自己个人的情感原样地向来访者暴露。但是在另一方面，她又害怕自己的个人问题会给治疗带来不良影响，对于自己担任这个个案怀有罪疚感。

在心理治疗中治疗师不得不面对与自己个人问题相重合的主题，因此在心理治疗感觉进展困难的时候就需要治疗师聚焦发挥作用。因为通过感受和体味自己感觉的痛苦和艰难，有希望寻找到对于现在的自己最合适的应对方法。

就像这次面询结束时所进行的，本方法中的体味下一步推进心理治疗的方法对于治疗师来说是有效的。这是在充分确认了治疗师在心理治疗中感受到的情绪的基础上进行的作业。D女士通过进行这样的作业发现了对于自己来说能够接受的姿态。在治疗师聚焦中，治疗师不仅要充分体味自身的感受，更重要的是还要在明确了这些的基础上对今后的治疗进展进行体验上的探索。

*本小节是在拙稿「フォーカシングを用いたセラピスト自身の体験の吟味——「セラピストフォーカシング法」の検討」(「心理臨床学研究」日本心理臨床学会　20卷2号　97—107頁　2002年) 刊载的面询案例的基础上进行了部分修正重新改写而成。本案例的D女士KUWAMOTO美穗在后来的本方法的工作坊中担任了规划运营工作，给了笔者很多帮助，笔者在此表示感谢。

2. 与E女士的面询

（1）聚焦者与案例的概要

E女士是四十几岁的女性治疗师，在提供免费心理治疗的公立机构工作。之前聚焦经验丰富，但治疗师聚焦还是第一次。

在这次面询中，E女士说要针对治疗中的某女性来访者就自己所感觉到的进行聚焦。那个还在继续治疗的来访者反复地述说与她家里人的事，面询结束时间到了也不肯停，对周围的人进行攻击，对治疗师也采用非常有攻击性的话语。那个来访者从几年前一直来这个治疗机构治疗。E女士大约在半年前突然接替前任担任了这个个案。虽然咨询设置是每周一次，但是这个来访者在预约之外也突然来访。甚至有时候一周来三次，E女士想拒绝也拒绝不了。

（2）面询的经过

第一阶段"确认整体"

笔者进行了引导："关于那个个案，作为治疗师自己感觉到的事情也好，自己在担任那个个案时包括对周围的状况所感觉到的事情也好，请慢慢地回顾一下整体的感觉。在担任那个个案当中，自己感觉到了什么，有什么可以用语言表达的请说出来。可以慢慢地来。"

E女士闭上眼睛沉默片刻后，报告了"压了上来"的感觉，作为第一个。那是从后面笼罩上来，自己这边的姿势向前倾倒的感觉，是"被强力压住"的感觉。将这个搁置后，第二个感觉到的是"胃里面沉重"。然后第三个"喉咙深处被卡住""不是难以下咽，而是难以吐出"的感觉浮现上来。说这些都是关于那个个案所感觉到的东西。

于是笔者用语言复述了这三个感觉。然后再次回到整体，让她确认还有没有感觉到的其他东西。E女士沉默了两分钟，然后报告说感觉"额头发热"，一边大口喘息。又说这是出汗的感觉，"只是（额头）这边有这样的感觉"。

笔者问："现在，已经确认了四个，是再找一下其他还有没有，还是这四个基本上就可以了，可以进入下一阶段了，你看是怎样好呢？"E女士说这四个差不多了。于是就进入了下一阶段。

第二阶段"决定方向"

笔者再次复述了浮现上来的四个东西。然后引导说："我们已经确认了这四个，在这些中间，从那个个案来考虑，如果有哪个想要再来感觉一下的话，你就选哪个。或者，如果在这里结束比较好的话也可以。"于是E女士在沉默之后说："（第四个的）额头发汗的感觉伴随其他三个出来。全部都是跟着前面的三个出来。背后被压上来的感觉、胃的感觉、喉咙的感觉比较来说各自是独立的。而额头发汗的感觉虽然微弱但是和前面的三个每个都紧跟着一起。"于是想要进一步感觉一下这第四个感觉。

第三阶段"体味体会"

笔者引导E女士慢慢地感觉一下额头发汗的感觉，到能够用语言表达的时候就说出来。E女士沉默了一分钟后说"好像在坚持着。负荷很重"，"嗯……不太想干，是不想干"。于是笔者询问："这样说了之后，有什么样的感觉呢？"E女士一边说胃的"沉重的感觉好一点了"，一边又点着头说"太过分了，是非常不愿意做的事""好像是被迫地在做的感觉。嗯……怎么说才好呢。啊……好像在坚持做着不愿意做的事情的感觉"。

在这个时候，笔者心中有疑问浮现上来，为了跟上E女士的感觉，笔者作了以下的询问"可以问一个问题吗？所谓的被迫，是被那个来访者所迫的感觉吗？还是被机构或者组织所迫的感觉呢？你觉得是哪一个呢？"于是，E女士一边体味一边说："啊……，似乎在自己内心，在与对方的关系中有被迫的感觉，现在被你一问，觉得两方面都有。嗯……，在开始的时候有被机构强迫的感觉。但是随着面询时间久了，这种感觉就淡薄了，而来访者本人方面的感觉就强烈了。现在被你这么一说，要说就是两方面都有。"

于是笔者问："感觉一下在自己内心中有包含这两方面的被迫的感觉，是什么样的感觉？"E女士说："在与对方的关系中，自己感觉到各种各样的东西，而在这些之上又加上了一个。想要感觉一下对方的，但是好像在那后面还有一个不太容易看见的东西跟随着。""第一个压上来的东西也是在与对方的关系中感觉到的，但是还有一个别的东西也一起跟了进来。"接着第二个、第三个也说是两个重合在一起。

由于以上的进展，笔者提出了建议："在这方面已经有了清晰起来的感觉。在这个基础上，感觉一下今后以什么样的姿势或者姿态来进行下去，是不是再感觉一下今后的事情后再结束比较好些呢？"

于是E女士在沉默了两分钟后说："现在感觉下来，在和对方的关系中自己不知不觉还背负上了其他的东西，所以更加觉得沉重。因此，不再加负担，或者说区分开将负荷减轻。不再不知不觉地背负上机构的问题，将重压分开。""本来的压力就已经满负荷了，不知不觉又被混在一块儿了。自己必须要把这些和别的东西分开。""这点儿事自己是可以做到的。而且那个个案自己也不能不管。"E女士接着更进一步，"这额头发热，说不定是生气了""感觉也许也有对这个机构的愤怒，也有对自己揽了多余的东西而生气"。到这里，这个面询进入了结束过程。

面询结束后，E女士说："在面询途中，倾听者问了'被迫是被来访者所迫，还是被机构，是哪个'？在那里，全变了。全然不可思议地，视线变换了。是所谓的'哎呀'，还是所谓的'哦哈'。完全是想也没想到的呢，那个。好像视线就这样猛地开阔了。这样一来，不可理解的事情变得稍微容易理解了。自己之前视线是一直对着那个人的。因此，如果没有那个提问的话我认为走向会有所不同。好像是非常不可思议的感觉。"

（3）E女士的感想

这次面询实施约两个月后，笔者与E女士决定共同撰写论文（吉良·儿山，2006），为此，请E女士将面询的感想以及之后那个个案的经过写成文章，现将该文作以下的引用。

> 这个个案是其他治疗师担任几年的个案，那个治疗师对来访者已经束手无策，唐突地让我（E女士）来接任。开始是那个治疗师突然要求我一起进行面询，我（E女士）也没有心理准备。从一见到那个来访者起就有难以言说的感觉。我想通过治疗师聚焦面询来处理在自己心中想要宣泄的强烈情感，重新认识自己与来访者的关系。
>
> 面询开始首先想起的就是自己一直烦恼的来访者在预约日之外突然来访。"面询设置处于不安定的状态"。面询中不仅对于来访者的感觉，也觉察到了自己的姿态"还没有具备自己应有的沉稳"。随着面询的进一步进展，在确认自己的感觉时，感觉到了与之前清晰易辨的身体感觉不同的一种隐约的感觉。这种感觉单独难以觉察到，但是伴随之前的三个感觉，可以"轻轻地"体味到。
>
> 平时一回想与来访者的对话就很容易体味到身体的感觉，可是这次面询是把清晰的身体感觉一层一层地掀去后，那种薄

薄的像是在背景上的感觉才浮现出来。但是只是清楚地知道有这种像是在背景上的感觉，却一直不知道这种薄薄的感觉究竟是什么。

但是，面询中途倾听者对我说"被强迫的感觉是在与来访者对话中？还是对机构"，之前只关注来访者的视线突然之间变得开阔起来，又重新开始客观地审视自己与来访者的关系。由于视线变得开阔，之前自己完全没意识到的机构鲜明地浮现上来了。现在清楚了，一直关注着与来访者的关系，在不知不觉中背上了别的负担了。

"对来访者的感觉"与"对机构的感觉"在内容上完全不同。把这两种完全不同的东西搞到一起，在原来的个案之上再背上别的重负，使得自己不能保持应有的姿态。这些事情搞清楚了，那种薄薄的感觉是什么也就明白了。在面询结束的时候，自己认识到不应把"对来访者的感觉"与"对机构的感觉"混在一起，而且自己也有能力明确地把他们分开来处理。

面询结束后，自己原来完全没意识到的，现在想来或许是不想去意识的感觉显露出来，感觉对自己感受到的东西以及生气的原因都能分明地理解了。

那之后与来访者的治疗也感到有了变化。自己叮嘱自己说"来访者与机构是不相干的两件事"。于是，以前的"额头发热"的感觉消失，自己感觉到可以很从容地进行治疗了。

而且，与来访者成功地商谈了一次面询的设置。"从后面压上来"的感觉消失了，"嗯，胃里面沉甸甸"的感觉也没有了。身体的感觉好多了。从"不想做治疗，被强迫着做治疗"的感觉中解脱了出来。通过这件事，好像又把自己找回来了。

治疗师被卷入到无形的东西里，被这种东西所支配。这时相信自己身体的感觉，通过仔细处理自身身体的感觉，就能够从自己没意识到的东西中解脱出来，让自己得到复原。我认为，治疗师通过进行治疗师聚焦体味自己在与来访者对话中感受到的身体感觉，对于回顾自己的治疗是十分有效的。

我（E女士）把对于治疗师聚焦方法的感觉归纳为以下几点。

* 与通常的聚焦推进方法没有不协调的感觉。

* 与通常的聚焦相比较，因为主题限定在与来访者的关系上，所以回想的场景很具体而不涣散，容易抓到身体的感觉。

* 在处理个案上遇到停滞、棘手、困难、厌烦的情况时，能够保持适当的距离。在治疗师被卷入问题、陷于负面情感动弹不了之前就扭转局面，避免陷入不良的关系之中。

* 能够使治疗师觉察自己没有意识到的地方，帮助治疗师提高水平。

* 不仅是本次特定的个案，其实若干个案都有共同的感觉（不顺利的感觉、棘手的感觉、困惑的感觉、束手无策的感觉等）。通过这些主题的处理，今后或有可能改善自己临床的整体状况。

* 通过与倾听者一起进行面询，自己能够客观地观察来访者以及自己与来访者的关系。而且作业时间和准备工作的负担减少了，通过自我觉察和自我调整心理上的负担也减少了。总之本方法是比较有效的。"（以上由儿山志保美供稿）

（4）本方法对于E女士的意义

自身体验的整理和新视角的发现

作为本面询对于E女士的意义，可以举出两点。一点是整理了自身的体验，还有一点是发现了新的视角。

首先第一点，在第一阶段中发现四个体会正是E女士作为治疗师一个个整理所感觉到的东西的确认作业。这是在体验层面确认原本模糊感觉的东西，"自己是这样子地在感觉的"。这对于临床具有其意义。正如E女士在感想中所述，"在处理个案上的停滞、棘手、困难、厌烦的情况时，能够保持适当的距离，在治疗师被卷入问题、陷于负面情感动弹不了之前就扭转局面，避免陷入不良的关系之中"。可以说，确认体会的作业就是把体会作为观察的对象并产生出体验上的距离的过程。

接下来第二点，E女士在第三阶段发现了新的视角。这个发现怎么发生的呢？让我们稍微仔细地来看一下。

E女士在体味第四个体会"额头发热"时说是"被迫在做的感觉。好像在坚持做着不愿做的事情的感觉。"倾听者（笔者）当时听了这句话，心想"是被那个来访者所强迫的感觉呢，还是被机构或者组织所强迫的感觉呢？不太明白是哪个"，于是就以提问的方式问了E女士。这是笔者作为倾听者为了追体验E女士的感觉并展开对话，感觉到有必要而进行的提问。

而这个提问给E女士带来了相当大的冲击。之前只关注来访者的视线"突然之间变得开阔""这样一来，不可理解的事情变得稍微容易理解了"。可以说，这个提问在结果上引导了E女士发现了新的视角，即在之前感觉到的"对来访者的感觉"之外，那里还潜伏着"对机构的感觉"。

上述笔者的提问作为聚焦倾听者的回应是不是妥当也许会有争议。在原则上，倾听者应该始终采取倾听的姿态，重要的是回应必须不妨碍聚焦者（E女士）体会的流动。从这个观点看，也许可以说笔者的提问偏离了倾听原则一步。因为这包含了与聚焦者自身的视点相当不同的视点。的确，"如果没有那个提问的话，我认为走向会有所不同"。

但是另一方面，事实上这个提问为 E 女士提供了把握自己体验的别的视角，产生了新的领悟。倾听者一边追体验聚焦者说的话（在倾听者自身体验的层面）一边进行倾听，在这个过程中产生的"不理解"或者疑问对于聚焦者来说有的也会是有意义的视点。对此笔者在以往有过数次经验。笔者觉得，聚焦者与倾听者协作互动来进行"感触并体味聚焦者的体会"的聚焦作业也是合适的。

本面询对于心理治疗的影响以及效果

笔者之前的经验，通过治疗师聚焦体味体会，明确那个体会对自己的意义，当能把这些从自己这里区分出去作为对象来认识，则不管治疗师对体会有没有自觉都会在心理治疗中产生积极的变化。治疗师被之前的感觉纠缠、左右或者被压倒，而一旦对这些进行如实地确认，弄清其真相，那么被那些感觉支配的程度就会减轻。通过这种方法，可以在心理治疗的对话中产生积极的变化。

从 E 女士的感想中我们知道，她在后来的治疗中再次与来访者就治疗的设置进行了商谈。这和本面询确认了面询设置不安定给她带来了什么样的感觉有关。E 女士在治疗师聚焦的经验基础上明确了应对来访者时应该做的事。

还有，E 女士在本面询得到了"'对来访者的感觉'与'对机构的感觉'重合在一起"的新领悟，于是"在面询之前总是留心调整好呼吸，自己叮嘱自己说'来访者与机构是不相干的两件事'"。E 女士把在本面询得到的领悟活用到了临床现场。

为了在面询以后治疗师能产生如此善巧的运用，在面询中可以向体会询问"今后与这个来访者进行治疗，什么是必要的，什么是只要留意就行了？"治疗师会从中获得指引。这一点在上一节介绍与 D 女士的面询时也提到，本面询可以说也是同样的。治疗师聚焦不仅是体味治疗师的体会，也开辟了今后心理治疗进展的运用途径。

*本小节是对吉良安之·兒山志保美「セラピスト体験の自己吟味過程——セラピスト·フォーカシングの1セッション」.（「学生相談九州大学学生生活·修学相談室紀要」第7号，55—65 2005年）的面询案例进行了大幅修正重新改写而成。

3. 与F先生的面询

（1）聚焦者和案例的概要

F先生是具有十年以上临床经验的男性治疗师，对聚焦也有长年的实践和研究。F先生说"在某男性来访者的个案中，自己有束手无策的感觉，觉得受不了，感情用事的回应在增加"，于是对那个个案进行了治疗师聚焦的面询。

（2）面询的经过

第一阶段"确认整体"

面询一开始，对那个个案中F先生对来访者的感觉进行了确认作业。F先生第一个浮现的是"焦躁感"。那是什么样的感觉呢。F先生确认说是"胸口喧闹嘈杂的感觉""神经紧绷着的""忍耐着的感觉""进展不顺时的焦躁"。接着第二个体会，F先生报告说："还有一个就是在肩后边，好像是紧张，或者说好像有一股子力钻了进来。"

接着，F先生沉默了片刻，说："还有一个，在身体里面有暖乎乎的东西。"那是在"腹部深处"感觉到的东西，"有点意外，是在表述了刚才的两个后才出来的感觉"。笔者问："那是稍微好点的感觉？"F先生回答道："好点的感觉？好像是好的感觉""虽然感觉不错，虽然在自己身体里面，但也许不是自己的东西""说不定是自己生疏的感觉。自己和他人的界线搅在一块儿的什么"。接着又说："在面询的时候多数是紧张或者焦躁，也许说不定在那些背景下也有这个感觉""这似乎意味着一个大的主题，也许是我原本就有的主题"。

第二阶段"决定方向"

F先生对于自己在个案面询中的感觉，确认下来到此为止的这三个差不多了。于是开始商量之后的面询如何进行。F先生说："想确认自己感觉到的焦躁的性质""但在此之前，想感觉下在我焦躁的时候来访者是怎么看的"。于是就决定先站在来访者的立场来确认来访者的感觉（F先生想象的），然后再确认F先生自身的感觉。

这时候F先生提议为了便于确认来访者的感觉，从现在坐的椅子移动到别的（第二把）椅子上来感觉。F先生认为为了区别自己的感觉与来访者的感觉，在空间上也有所区别会比较容易。于是就这样地移动了一下。

第三阶段"体味体会"

移动到别的椅子上开始感受来访者的感觉后，F先生沉默了一会儿，报告说："背脊后面感觉沉重。好像被紧拉着。既恐惧又有罪恶感的感觉。"笔者就问："对于来访者来说整体上是个什么样的感觉呢？"F先生回答说："那是恐惧的感觉。"

但是这时候F先生现出迷惑的表情，说"好像出现了不同的感觉""感觉发生了变化，所以有点搞不懂，但是好像也有安心的感觉出来了""啊……这是什么"，然后沉默着探索这个感觉。接着说"似乎像握有主导权的感觉。有点怪的感觉。这个，有点不太明白"。

笔者询问："在我的内部，感觉这个好像与刚才（第一阶段）感受治疗师感觉时出现的第三个感觉有所关联。"F先生沉默确认了一下，说："不，这边的强猛一些，不是'暖乎乎'的感觉""好像更倾向于是'怎么样？！''赢了！'的感觉"。当笔者回应："所谓的主导权是……"F先生说"是那样的感觉。与刚才的罪恶感相反的感觉。突然出来的，所以还不大理解"。

到这里，F先生说来访者感觉的想象作业似乎已经完成了，想要回到原来的椅子上。于是，F先生把这些感觉留在椅子上，自己回到了原来的椅子。

一回到原来的椅子，F先生说"我为什么会焦躁，好像有点明白了""我想我是对他（来访者）的拐弯抹角啰啰嗦嗦感到焦躁不安，也许不是那样。也许是对刚才不大明白的隐藏起来的东西感到讨厌"。于是笔者问道："你说的'握有主导权''赢了'，在两个人的关系中，这意味着他的什么呢？至少作为焦躁的治疗师来说已经感觉到了这些。"

F先生沉默之后说："嗯，也许是那样。啊……是么，的确。来访者乍一看说话柔弱，但也许实际上却很刚强。这全是他的低调。感觉还没有做到共同协作。感觉来访者与我是这样（对立的动作）或许最贴切。这好像就是焦躁的原因。"笔者确认："这样理解很贴切么？"F先生说："嗯。感觉理解了。"

这时候笔者询问："还没有做到共同协作，那感觉是在什么样的状态呢？"F先生默默地感觉后说："嗯……感觉似乎是他在说他的主张，我在说我的主张。""（对他来说我）非常的强势。想要让他明白我的想法。""作为治疗师来说这好像不太正常。"笔者问："起初你说的'焦躁'或者'紧张'的感觉就是指的这个？"F先生说："嗯。一开始表达这些的时候有点爽，我本来就想说这些，一直忍着没能说。因为不明白怎么会这样，所以产生了焦躁的情绪。"接着又说："对方还是不断地反复同样的主张，我觉得主导权好像握在对方手里。嗯，完全理解了。"

这时候，关于面询进展的方向，笔者进行了提问："对于两个人之间发生的事情已经很清楚了，这样就行了？还是再感觉一下今后如何面对来访者的姿态为好？"F先生说："觉得想要些新的东西。"然后按F先生的要求，移到新的（第三把）椅子上来感觉一下。

移到新的（第三把）椅子后笔者问："这是什么的位置呢？"F先生说："是督导的位置。也不是旁观者，是想观察一下看看什么是对双方都好的位置。""在这里就轻松了。身体一下子就放松了。之前在那儿（治疗师的椅子）坐着真憋屈呀。"

对于"从现在的位置上看治疗师是什么样的呢？"的提问，F先生说："感觉他（咨询师）非常非常地努力。感觉他在拼命地工作。但是，好像这不解决（两个人的关系）问题""又好像，也许他是在拼命地要承担责任"。接着又说："但是这对于对方来说，似乎并不是那回事儿。"于是笔者问："作为来访者不是希望治疗师来承担责任么？"F先生说："该（对作为治疗师的自己）怎么说才好呢。觉得应该说'该负责任的就要全部负起来'。""做决定、付诸实施的责任，来访者自己走的人生道路，要让来访者自己承担，责任要在应该在的地方。"接着又说："来访者烦恼的并不是在这些地方，可是治疗师自己却拼命地要承担责任。""也许是在不相干的地方承担着责任。"

笔者在这里引导说："如果治疗师在不相干的地方感觉到责任的话，那么相反地，也许就看不到来访者来治疗的本来缘由呢。"于是F先生说："我想到了，说不定这个主题，最初的第三个出现的主题，那会不会是来访者要带进来的东西呢——那种暖乎乎的一体感。""一想到那种感觉就是来访者来的缘由，就全明白了。"

接着F先生说："开始选择了体味焦躁感，以为不必触及这个感觉了。""但要是那样的话，就会老是在这个问题上兜圈子进展不了。本来应该选择的话题其实就是刚才说的一体感的问题呀。""真有点惊讶，进展成这个样子，在开始前想也没想到。"

从以上的经过，可以看到F先生的理解有了相当的进展。在面询结束的时候，F先生回到了开始坐的治疗师的椅子。回到原座后F先生说："一回来就有了新的感觉，这全是自己一个人做的，感觉真要对自己说声'你辛苦了'。"接着又指着刚才坐过的椅子，说："觉得有这样（督导的）人在，对自己大有助益呢。"当笔者问道："你觉得今后可以以什么样的感觉来做心理治疗呢？"他指着三个椅子说："这种场合有安定的感觉，有安心感，整个儿有柔和的氛围。""下次治疗时，这位（督导）会好好地坐在我边上的。"随后，这次面询就结束了。

（3）F先生的感想

面询一个月后，请F先生写了感想。感想可以简略地归纳为以下的三点。

在之后的治疗中治疗师（F先生）被卷入情绪的情况减少了。并非是没有感觉，而是在柔和并且确切地感觉，所以与问题不即不离，更容易倾听了。

之后，来访者主动提起了与他人交往中的主导权的话题，与在治疗师聚焦面询中感觉到的惊人地相似。

经过督导后会对来访者说话的背景以及意义理解更深入，对其内容能够更顺畅地理解。与督导相比较，治疗师聚焦中的感觉则反映了治疗师与来访者之间的关系，这种关系并不是以语言来说明而是体验上的理解。这种方法既新颖又容易在治疗中运用。

（4）本面询对于F先生的意义

在体验层面体味来访者-治疗师之间产生的关系

F先生因为对于某个案"感到束手无策。觉得不能容忍，感情用事的应答增加了"。而进行了这次面询。

首先在第一阶段，在确认自己在治疗中对来访者的感觉时，第一个浮现的是"焦躁感",第二个确认了"有股力钻进来形成紧张",第三个被觉到的是"身体里面有暖乎乎的东西""说不定是自己陌生的感觉。自己和他人的界线搅在一块儿的什么的"。

接着在第二阶段的会话中,F先生想要确认自身感觉到的焦躁的性质,但是在这之前,提出"想感觉一下在我焦躁的时候来访者是怎么看的",要坐到别的椅子上来感觉一下。

在第三阶段,先坐在别的(来访者立场的)椅子上来感受来访者的感觉(F先生想象的)。在那时,接着"恐惧"的感觉后,又浮现了"握有主导权的感觉"。这个是什么,"还不太明白"。

然后回到了原来的椅子感受F先生自身的感觉。对于刚才"(来访者)握有主导权"的感觉自己的焦躁情绪清晰起来。在治疗时来访者与F先生互相(暗中)坚持自己的主张,形成了对立的关系,而主导权往往是在来访者一边。在体验的层面确认了这种治疗场合两者关系的状态。

确认了这样的两者关系的现状后,这时候F先生说"觉得想要些新的东西"。然后按F先生的要求,移到新的(第三把)椅子上来感觉一下。那把椅子感觉上是"督导的位置",坐上去感受,可以从别的角度来看两者关系的现状。

F先生在这个位子上看到治疗师(之前的F先生)"非常非常地努力,感觉他在拼命地工作"。但是,"好像这不解决问题"。"(治疗师自己)也许是在拼命地要承担责任""来访者自己走的人生道路,要让来访者自己承担,责任要在应该在的地方"。"也许是在(与来访者烦恼)不相干的地方承担着责任"。对于笔者的引导("如果治疗师在不相干的地方感觉到责任的话,那么相反地,也许就看不到来访者来治疗的本来缘由呢?"),F先生说:"我想到了,说不定这个主题,最初的第三个出现的主题,那会不会是来访者要带进来的东西呢。那种暖乎乎的一体感。""一想到那种感觉就是来访者来的缘由，就全明白了。"

通过这样的过程，新的一面明朗化了。在两者关系上，治疗师想要承担的责任并非是来访者所求。与此同时，F先生原来没有注意的另一面（来访者希求的"暖乎乎的一体感"）开始浮现上来了。

在面询最后的部分，F先生回到原来的椅子上，感觉到"下次面询时，这位（督导）会好好地坐在我边上的"。随后，这次面询就结束了。

在如上面询的展开中，F先生通过体味自身的体验，使得自己与来访者之间关系的状态明朗化了。在心理治疗中，治疗师必须经常留意和回想：来访者与治疗师的关系是个什么样的状态，这是不是能够使得心理治疗得以进展。但是，因为治疗师本身身处治疗关系的内部，要觉察这种状态相当困难。即便经常留意，往往还是会在不经意间奇妙地陷于不自然的关系之中，在这种关系之中行动。笔者自己在各种各样的案例中也是如此经历过来的。

在这种时候，在关系外部的督导的眼光显得相当重要。可以说，督导不仅临床经验丰富，而且是站在关系的外部来眺望咨访关系，故能够对治疗师进行有益的指导。

不过，在治疗师成长的过程中，在治疗师自身内部培养这种督导的眼光更为重要。治疗师在工作中，起初督导是必不可少的。但是未必在所有的个案在任何时候都能得到督导的机会。要成长为自立的治疗师，在个案的过程中，自己对于"正在形成不合适的关系"，必须具备觉察、探究和调整的能力。

自己感觉到的体会可以作为觉察咨访关系的途径。以体会为出发点，能够体味到治疗师与来访者关系的状态。可以说治疗师聚焦在培养治疗师自身内部督导的眼光方面也是有效的方法。本节所述与F先生的面询就是具体的一例。

在这个意义上引人注目的是在第一阶段感到的第三个感觉（暖乎乎的一体感）。在第三阶段的体味中，来访者对治疗师希求的这种一体感再次浮现上来。这种"暖乎乎的一体感"在第一阶段是治疗师F先生感觉到的体会，这在第三阶段的展开中被F先生感觉到这正是来访者希求的关系的理想状态。回顾面询，在第一阶段F先生关于这个体会也说到"虽然在自己身体里面，但是也许不是自己的东西""说不定是自己生疏的感觉"。

像这样，体会会以心理治疗中的关系为基础，把来访者感觉到的东西传递给治疗师，治疗师会觉得像有东西塞进内部来了。在第五章与C女士的面询中也可以看到与此同样的现象。在治疗的过程中治疗师感觉到的体会实际上是反映来访者感觉的一种觉察。在治疗师聚焦中，笔者有时候也会经历这样的展开。

从这一点看，治疗师体味自身的体会也是一种理解来访者暗里感觉、暗里表露的东西的途径。我们能够说，治疗师聚焦不仅在加深理解治疗师自身的状况方面，而且在加深理解来访者方面也有作用。

移动到别的椅子上来感觉的方法

这个面询的特征也许是F先生反复地移动到别的椅子上来感觉这一点吧。这是应F先生的提议而进行的，一边移动到最初的椅子（治疗师的感觉）、第二把椅子（来访者的感觉）、第三把椅子（督导的立场）一边体味各种感觉，以这种方式来推进面询。

这样的操作会使人联想到格式塔疗法（倉戸，1989）中的空椅子技术。不过这种感觉方法如果对于聚焦不熟悉的人会很难，因为要分别坐在各个不同的椅子上，感觉并区分各个不同立场的体会，区别来感觉"自己是怎样感觉的呀""对方是那样感觉的吧""旁观的第三者是如何感觉的呢"而不混淆。但是如果习惯了的话倒是很有效的方法，至少对于F先生来说是有效的方法。

近年来，有很多在聚焦中结合其他心理疗法的各种技术的提案。简德林（Gendlin, 1996）自己也提倡在处理体会时将体验作为综合各种心理疗法的关键，一边实践某种技术同时保持自身的思路。通过这种方法来找出心理治疗的共同视点。

在治疗师聚焦的实践中，也是首先在熟习这个方法的基础上结合各自学得的其他技术，考虑适合自己的方法。最终愉悦地创造出感觉自己、适合自己、有益于自己的方法。

*本案例在日本人本心理学会21届大会（神户女子院大学2002年）的圆桌会议以【人本心理学与精神分析的对话——关于治疗师的（感觉）与理想状态】为题作过发表。之后在拙稿「対人援助職を援助する—セラピストフォーカシング」（村山正治编集「現代のエスプリ別冊　ロジャーズ学派の現在」至文堂2003年184—192页）中作为案例刊载。本小节是在以上面询案例的基础上进行了大幅修正重新改写而成。本案例的聚焦者福盛英明对本方法多有建议，笔者在此表示感谢。

第七章
体味治疗师职场体验的面询案例

有不少治疗师希望对在职场中感受的体验进行治疗师聚焦，也就是对"我"这个治疗师在"这个职场"或者"这个职位"中的体验进行聚焦（在第四章介绍的与A女士的面询可算是其中一例吧）。治疗师在职场中感受到的体验悄然存在，成为与各种各样来访者进行心理咨询时的一种背景，这自然会给咨询过程带来某种影响。

因此，以"我作为职场中的治疗师"为主题的治疗师聚焦，与以特定个案为主题的聚焦体验一样，对于治疗师来说也是必要的。

在本章中我们就要介绍和研究这样的治疗师聚焦的面询案例。在简略地介绍过面询的背景之后，我们要逐字逐句地报告面询的经过，然后介绍治疗师（G女士）以及倾听者（笔者）的感想和研究。

1. 聚焦者的概要和状况

本章介绍的面询聚焦者G女士从十年前开始就持续地有聚焦体验，与笔者的治疗师聚焦面询以一到两个月一次的频次进行。

以下介绍的是其中的第八次以及第九次面询。到第七次面询为止，G女士是在自己担任的个案中挑选出想要聚焦的案例（每次的案例不同），就这个案例体味其中的体会。到了第八、第九次，由于

G女士的职务状况发生了变化,在职场中觉得不对劲,似乎自己已经不能掌控自己,遂以此作为主题。

在进行这两次面询的时候,G女士已有近五年的临床经验,在此之前在学校和医院做了四年兼职,从第五年的四月份起转为全职。

2. 两次连续面询的经过

(1) 第八次面询

G女士说在之前的四年间并没觉得医院有什么特别,但是自今年四月份起不再做学校心理咨询,开始全职做医院临床治疗后,就感觉到医院的独特性了。虽然现在(六月份)已经没有这样的感觉了,但是在四月份的时候却是被这种感觉压垮了。所以G女士提出"什么地方不对劲,想要看一看"。

自今年四月份开始的具体工作状况是:每周在重症身体疾病的专科医院两天、综合医院一天、精神科医院一天。G女士说"原以为不全做精神科,不是全与精神病患者打交道不要紧吧。哪知道还是和健康的中学学生们不一样呀。自己已经没有接触学生时那种健康的感受了"。

于是这次面询就没有去感觉特定个案的体会,而是从感觉"说不出来的不对劲"开始,去感觉作为医院临床治疗师体验的体会。

但是在这次面询中,有"被卷进去了,疲劳感,全身沉重,有些懒倦"的感觉,但是很难用语言来形容,感觉分散集中不起来,不明白感觉到的是什么。按正规方法慢慢地感觉体会后,说这个不明白的感觉是"从哪里着手好呢?"或者是"定不下来""迷迷糊糊的",不明白归不明白,但这个感觉是触及了。而不对劲的感觉进一步清晰起来。说这是"还没熟悉,似乎不熟悉反而更有意义,但是因为不清楚这个意义是什么所以感觉不好""好像要被拖进医院的感觉里面去,感觉要被卷进去",感受到了将要失去自己体验自主性的危机感。

但是这次面询依然是朦朦胧胧,没能明确地把握到什么,只留下了"想要搞清楚心理治疗师在医院存在的意义"的线索,约定在两周后再次进行面询。

结束后聚焦者的感想

"因自己内部不对劲的感觉无法用语言表达而感到焦急,感受到这种感觉的强烈。总觉得如果能重视这种感觉,把它变为语言的话,就会变成对于自己的临床非常重要的东西。只不过这次面询没能做到,留下了遗憾的情绪。"

(2)第九次面询

两周后再次进行了相同主题的面询。开始之前G女士报告了这两周里自己考虑的事情。说在这两周里,关于这个主题,虽然心情没以前那样急迫,但却思考了为什么会对医院临床全职工作抱有不对劲的感觉。第一是"没有停顿间歇",第二是"(对象)都是患者或患者的家属",第三是"(自己)常在医院,神经一直紧绷着"。这次面询就以围绕这三点进行对话的方式开始了。

面询中G女士多睁着眼睛,但在感触体会的时候会自然地闭上眼睛。

以下是逐字逐句的记载。记录中"( )"中的内容是对话中对方的简短插话,"[ ]"中的内容是补充说明。

G女士:关于这三个么,似乎说不上是什么重要的东西。只是说有点不一样。所谓我闹出这些动静的原因,联想上次面询谈到的,感觉身在医院而不被熏染是很重要的。(的确。)但是,具体举出的三个,总觉得与这三个还是有点不一样。

笔者： 啊啊。那么从这个意思来看，举出的这三个并没有直接的联系？

G女士： 上次感觉到的东西有点乱。大概包含了现在说的三个与重视治疗师在医院中的独立自主性的两方面。（啊。）两方面都混淆不清，觉得就好像在说"搞不清，搞不清"。

笔者： 是呀。是这样的呀。在上次混淆不清的感觉中，现在举出的三个也在里面。

G女士： 是。在里面。而如心理治疗师在医院存在的意义这样重要的部分也在里面。这是不是由于四月份环境因素一下子涌上来，我一直闹出动静的原因呢。

[中略]

笔者： 我一边听一边也在想，这三个每一个都是重要的，而且都有特点。

G女士： 是有特点的呀。

笔者： 是呀。而且，从心理治疗师独立自主性的思路来看，这意味着什么呢。

G女士： 好像上次也说过的，到各种临床的现场去，会见各式各样的人，"送去外面的新风"，这真好呀。（嗯。）比方说在医院，孩子的母亲得了癌症，我要参加和医生护士们的会议，因为在学校也有孩子父母得病的，知道他们的反应和应对的方法，所以学校临床的经验也可以在医院临床运用。就像这样。这就像是去年我工作的特点。没错。

笔者： 啊啊。因为两边都在做。

G女士：　因为两边都在做。外面的新风吹进来，对于医院来说在某种意义上也是好事呢。学校也是如此。所谓"送新风"就是从不同的视角看问题。（嗯。）

［沉默］

笔者：　此刻我在想，感受什么东西的体会可以让你在考虑这个问题时容易有感觉呢。（是呀。）现在我把这个问题想了一下。我现在想到的是，"送新风"状态下的体会与待在医院里送不了新风时自己的体会。（啊啊。）如果感觉一下这两者的不同之处，或许能有些什么线索。

G女士：　是呀。好像上次，觉得自己的感觉被稀释了，感到非常的讨厌。（被稀释？）自己有这样的感觉［两手比了个小圆］，但是一直待在医院这样的地方，这个里面就会被医院的颜色熏染，就感觉受到了威胁，真讨厌。觉得那不好。（嗯。）但是如果置之不理的话，说不定不知道什么时候就会被医院的颜色吞没。要是能这样子地［区别对待］，当有「外面有什么新视点呀」要求的时候就能有东西说了……这个［小圆］有被［另一个大的圆］吞没的感觉呢。因为对方很大呀。

笔者：　这……这个地方再稍微……如何呀。这样地，在"送新风"的状态时候是怎么样的呢？

G女士：　好像这样，有这个［自己的感觉的小圆］。

笔者：　嗯。在自己的内部？（是是。）

G女士：　但是好像这个感觉不是很强，如果能变成很强的感觉就好了。而且现在还不是很强的感觉，所以那边一下子压过来的话好像就会被熏染，（啊啊。）就会被吞没。而且这边［小圆］是模糊不清的淡色，这边［医院颜色的大圆］感觉是浓烈的深色。（啊啊。）好像，即便在深色之中还是有［自己的感觉的小圆］在，但是不明显，看不到。在是在的，但看不到，很想看到呢。

笔者： 在是应该在的，是么。

G女士： 嗯。在是在的，但是看不到。不明显，要突显出来似乎要费大劲呢。把这个［自己感觉的小圆］变成深色就可以看到了，不过要变成深色相当地费劲。

笔者： 的确如此呢。现在在那里的，是模糊的颜色？

G女士： 是呀。模糊的颜色。

笔者： 啊啊。所谓模糊的颜色，是连是什么颜色也不清楚吗？还是颜色比较淡？

G女士： 不太有什么颜色的感觉，是所谓的淡么。似乎上面被蒙了什么颜色不明显了。但是现在这样一说感觉到颜色肯定是有的。（啊啊。）有是应该有的，但是还没有把握到。颜色肯定是有的，不过似乎这个颜色还没有感觉到。不管怎么说颜色很淡是确实感觉到了。

笔者： 是真的呢。

C女士： 觉得淡色也不错。这里［自己的感觉的小圆］过于强了感觉也不好。能顺利进出这样的［医院的大圆］已经不错了呢。（啊啊。）因为现在正在被吞没被蚕食。不是改变颜色，就是以这样的颜色，现在还没有被吞没的迹象，但是如果有的话，［从那里］想出去的话能出得去，有掌控感就行了。

笔者： 也是为了获得这种掌控感，自己能看得清楚那种颜色是什么样的颜色是不是好一点呀。当深颜色蒙上来的时候，在自己心里不清楚的东西就会看不到呢。虽然是淡颜色，但是在自己心里不要忘记"自己是这样的颜色呢"。

G女士：是呀是呀。那种感觉非常重要。嗯……是那样的呢。虽然这么说，似乎没有"什么颜色好呢"的感觉。什么颜色好，是因为没有把握到才这么想的？似乎没有什么颜色为好的感觉。嗯……

笔者：我也正想要问是什么样的颜色的呢，是不是不太在乎什么样的颜色为好？

G女士：好像是突然浮上来的，是有几种颜色，是自己喜欢的，觉得淡米色、粉红色那样的淡颜色不错，不过那些只是我喜欢的，我觉得不是那样的。那么，水池的颜色，脏水池的颜色，有点不由自主地，虽然不是我自己喜欢的［颜色］，但是就是那种颜色的感觉。在现在。

笔者：水池的颜色？

G女士：怎么说呢？前几天，到公园菖蒲花的水池那里去，有一个中学生或者是高中生在那里写生，他涂在画纸上的颜色，似乎那种颜色与现在说的颜色完全一样。怎么说那种颜色呢。绿的，不是纯绿色，在绿里掺了一点白和黑，好像蓝色也掺混在里面。有没有想象出来？

笔者：好歹有了个什么颜色。

G女士：不知道为什么现在这个颜色会吻合。

笔者：有点浑浊是么。

G女士：是呀。不是纯的呢。（不是纯的呢。）想不到那样的颜色正吻合。这是为什么呢。不知道。

笔者：喔——虽然不是自己喜欢的颜色，被深颜色蒙住看不到，但是能在自己内部保持下来就好了，是这样的部分吗？

G女士： 保持下来就好了……保持下来就好了是什么意思？

笔者： 不想被深颜色蒙住看不到，即使医院的颜色压来，自己也能够出出进进，不是这样的颜色吗？

G女士： 啊啊。是这样。不过没到那种程度呢。现在，这个感觉［两手作小圆状］带上了些这种颜色。（确实。）是的［笑］，不知道能不能成为这种颜色。

笔者： 不知道，是的。你是在说［面询］不准赶进度呢［笑］。

G女士： ［笑］这个感觉［两手作小圆状］，似乎现在暂且是这种颜色呢。

笔者： 啊啊。目前就这样不是也不错么。

G女士： 还可以吧。暂且吧。

笔者： 嗯。不过好像我听下来似乎有点意外。

G女士： 是呀。我也感到意外。

笔者： 但是，比较吻合？

G女士： 对。就像我说的，吻合。

笔者： 喔。这个地方能不能聚焦一下？这种颜色。

G女士： 这种颜色么。嗯。［闭上眼睛］嗯，这种颜色么。是什么呢……好像是好的感觉，那个颜色。（好像，好的感觉。）不，说好的感觉也似乎有点微妙的不同。似乎是，如果是这种程度的颜色的话。（嗯。）怎么说好呢。这种暗淡的，虽然不是脏水的颜色，但是如果是暗淡的颜色的话，如果被很黑的颜色蒙上的话是危险的，但是如果是某种程度的颜色的话，即使被蒙上感觉似乎基本上还是不失自己本色的。

笔者： 喔。

G女士： 掺杂别的颜色好像也混不到一起。因为绿色已经在里面了。(啊啊。)有点不明白，是什么呢。

笔者： 是不是这么回事？这种颜色的话，对方的颜色蒙上来的时候，是不会被对方污染的。

G女士： 不是全部一律都是这种颜色。(嗯。)好像如果是这种颜色的话，虽然不知道会变成什么颜色，也有可能会变得看不到了，感觉好像也能给对方一点影响。(啊啊。)[闭着眼睛]……所以，感觉好像不错呢。

笔者： 啊啊。对对方也有影响。(嗯。)嗯。这种颜色的话，在这种意义上有向对方传达的力量。

G女士： 是的是的。感觉也不是没有一点影响力。

笔者： 的确。如果是白色或者米色的话。

G女士： 要是蒙上来的话，似乎就那样地会被蒙住了。

笔者： 啊啊。的确。……嗯。的确如此呀。

G女士： 啊。对了。对对方来说意外性的东西也许也有益处，刚刚想到的。那种颜色，从这边[医院颜色的大圆]的方面来说，"哎？那样的颜色？"有这一点也不错呢。

笔者： 啊啊。这就是所谓的有意外性？

G女士： 嗯。这种颜色。嗯，我自己也感到意外，结果想到这样的颜色。不过这样的颜色可以么。(嗯。)嗯。

笔者： 现在说的这种颜色，是不是对方的颜色蒙过来的时候，对对方也会有影响？

G女士： 嗯，觉得会有某种程度。像枯草色。比枯草色还淡一点。

［中略］

G女士： 比枯草色稍微淡一点。感觉有一点透明感。（嗯。）那个见到的颜色是水彩画的颜色。因为那个，与其说水池的颜色，还不如说是高中生或者初中生画的，在画纸上涂的颜色。

笔者： 的确。

G女士： 好像突然意象涌上来了，护士或者"患者身边"的人意象的颜色，像粉红色，柔和的粉红色，想到那种感觉的颜色，要是和那种颜色相同的话，感觉是绝不会好的。（啊啊。）作为心理［工作者］，同样是援助患者的助手，那样说的话，在这里的意义就广泛了。那样说的话护士不也很好吗。（的确。）有这样的感觉。

笔者： 嗯。是么，和那种粉红色相比，有什么样的细微差别呀。

G女士： 和粉红色相比……低调的感觉。在后面的，后面。（啊啊。）谁要是说粉红不也是低调的吗，那我就没话说了。不是这个意思，而是从后面进行后方支援的感觉。画那个画的人开始一直是在涂底色呢。在那上面肯定要画很多花上去的，而在最下面，基底上的，单独看并不太好看但却是不可缺少的［颜色］。

笔者： 在基底上的颜色。

G女士： 那样感觉的颜色。

笔者： 是么。是那样子的，在后面，在后方，那样地低调，而且即便深颜色的东西来了也会对其有影响。

G女士： 是呀是呀。那样的颜色真好。是的，意象上就是这样的感觉。具体要我说就为难了。

笔者： 嗯。是这样的。但是与上次相比呀，感觉已经出来了呢。

G女士： 上次太艰苦了。"搞不清搞不清"，一个人在嘀咕"搞不清"，在嘀咕"啊，这是什么呀"。

笔者： 是呀。不过，我也对你说的意思开始大致地清楚起来了。

G女士： 太好了。

笔者： 确实是的。一到医院那种地方去，24小时都是医院的氛围，都是患者，都是患者的家属。一直要被浓重的颜色蒙住呢。

G女士： 是呀是呀。连建筑物都是医院的氛围呢。理所当然，这是医院么。（是呀。）来的人大家又都有病。

笔者： 大家又都有病呢。工作人员又都是医院的工作人员。在这之中自己想要带进来的东西呢，是不是不仅不要消失在自己的内部，而且还要能够给对方一点影响？

G女士： 是的是的。嗯。是呀……好像，虽然不是非常漂亮的颜色，但似乎也不是讨厌的颜色……是什么样的呢。也就是这种颜色吧，好像。

笔者： 要是是讨厌的颜色，就是讨厌对么。

G女士： 似乎有点是不可思议的颜色。

笔者： 真的呢。

［中略］

G女士： 昨天偶尔走过医院的走廊，一个患者走过来向我挥手，我也挥了手。这个患者是和别的楼里的患者两个人一起在走过来的，擦肩而过时这个人因为和我认识就挥手说"你好呀",旁边的人就打听问"谁呀?"于是就只听到我的患者说"不,虽然不是医生,不过呢……"。我在想那后面是怎样说明的呢。哎呀,可是……[中略]怎么回事呢。比起如实地说"我是这样的人",我倒更希望能符合对方的颜色,为对方着想。这样不行吗。

笔者: 是呀。那么,虽然不知道周围人称作什么颜色,但在你的内心有着"这样的颜色"。

G女士: 基底是这样的颜色,根据对方会有各种变化。(啊,真的呢。)有这样的感觉。可是我却经常被各种各样的人问"究竟是什么人呐"。昨天医院里有场音乐会。我一起去听了排练。唱歌的人问我"钢琴老师?"刚回答:"不,是心理治疗师。"人家继续问:"哦 音乐治疗师?"我说:"不,不是。"已经够了,说什么都[笑]……"哎呀就是这样的感觉"。大致上,心理工作者,够了够了。

[中略]

笔者: 是的。好像有点明白你说的"低调"的意思了。"不是患者都会有烦恼么?"但听上去好像又有点怪。

G女士: 对于孩子来说我是游戏的玩伴,对有的大人我像是孙女,对有的大人我像是女儿。对于那些老是思考烦恼的人,即所谓的"患者"去进行"面询"是可以,但是要到"没什么烦恼,只是不太愿意去想自己的病"的人那里去我就不乐意。即使去了,也会问自己"我这是来干什么呀?"。就像是"改换一下心情,来点轻松的谈话吧",聊聊棒球,谈谈韩剧。有时也觉得"就这样，行吗？"

笔者： 是呀。所以往往会难以看到在自己内心带有自己颜色的东西，一旦从外面被蒙住那就更加看不到了呢。

G女士： 是这种感觉呀。不过还算好，比上次的"啊啊，搞不清搞不清"的状态来，感觉强一些了。

［之后，面询进入结束阶段，这里省略。］

结束后聚焦者的感想

"上一次没形成语言的东西，这次能够以颜色表现出来，以此为契机得以进展，太好了。今后在迷失自己的时候，只要回想一下那种颜色，就能够找回自己，重新振作起来。"

3. 聚焦者G女士的研究

在面询数月后，为撰写合著论文（吉良，白石，2009），特请G女士写了关于这次面询研究报告。以下是该研究报告的部分内容。

（1）回顾连续两次的面询

治疗师聚焦是在心理治疗中针对治疗师具有意味的体验采用聚焦技术进行体味的方法（吉良，2002）。在这两次面询中，并非是针对特定的个案，而是体味了我在医院临床中"说不出来的不对劲"的体会。自己一个人面对不对劲的感觉时，连从什么地方入手也不知道，还是得有倾听者，这样就可以一起来对付那种感觉了。

第八次面询处理的感觉，与其说是自己的问题，还不如说是自己在临床现场实际感觉到的什么。我想那一定是隐藏着的重要的东西，但还没能理解。因为老是形成不了语言所以只好带到下一次去。这是关于我自己临床的主题，一次也许解决不了吧。

第九次面询中说到医院"没有停顿间歇，都是一色的病人，到哪里都是医院，神经一直紧绷着"的特征，确认了自己似乎可以适应这些。但是，因为自己没能掌握心理治疗师的独立自主性，感觉似乎快要陷于丧失主体感觉的状态，"觉得自己的感觉要被染上颜色，感觉到了威胁，要是置之不理的话就会不知不觉被吞没"。不过，（在面询中）开始就颜色进行对话时，不明白的感觉开始产生了变化。对于难以用语言表达的东西，通过颜色的媒介，一点点使得模糊的东西清晰起来。聚焦者意外发现了完全相符的颜色，通过感受这种颜色使得聚焦者在临床中重要的感觉浮现了上来。

靠自己思考完全聚拢不起来的感觉通过治疗师聚焦就能够得到比较好的整理。

（2）临床上要重视的感觉

通过这两次面询，感觉到主题其实成了在医院临床上心理治疗师应有的位置，心理工作者应该具有的理想状态，以及心理工作者应该重视些什么。

自己用头脑思考时感觉不到的东西通过这次治疗师聚焦清晰起来了。正如"主要的主张，混淆却也混淆不了""也许会看不到但是也想要给对方一点影响""让对方有点意外""与护士是不一样的""在后面，从后方支持，低调但不可或缺""能对对方有益有用"所表示的，（自己）作为心理治疗师的理想状态变成了语言。

医院很庞大，也很强势。一介心理治疗师想要占据一席之地，自己就必须要准确地把握自己的特色，无论怎样被蒙上也不忘记自己的颜色。正是因为不忘记自己的颜色才能与其他的颜色相配合。在这次面询中我做到了把临床上重要的东西转化成了语言。自己的感觉如果模糊的话，周围的影响力就会增强，在动摇中就会随波逐流。还是要在自己内部准确地把握才能增强掌控感。因此，此次面询对我的临床非常重要。当我被周围压倒，自己不知道该怎么办时，只要想起这次面询就能获得援助。

（3）小结

治疗师聚焦不仅对于感觉特定个案的体会有效，而且对于感觉临床现场的体会也有用，通过细致地确认情感体验可以促进自我理解。治疗师聚焦是治疗师体味自身体验的机会（吉良，2002），我感受到了它的好处。尤其是自己能够寻找到符合自己的感觉，而不是一句"你要做这样的临床治疗师"的劝告。我有了获得支持的感觉，只要好好地保持主体感觉即使有点偏差也不要紧。（以上内容由白石惠子提供）

4. 倾听者（笔者）的研究

从以上登载的G女士的研究可以看到这两次面询对于治疗师具有怎样的益处。接下来，笔者要从治疗师聚焦实践方法的特征这个角度来讨论这两次面询。

这两次面询的特征可以归纳为以下的两点：第一，处理的不是关于特定个案，而是关于在医院临床上什么样的位置对于心理治疗师才合适的主题。第二，在程序上并没有按照笔者在前面各章所示的治疗师聚焦三阶段来进行。下面我们来讨论这两点。

（1）体味治疗师的职场体验

笔者进行"我作为职场中的治疗师"的面询，原本是因为几位聚焦者的要求。聚焦者自问自己的内心，在治疗师聚焦中要解决什么，于是这个主题就在这个过程中浮现出来了。笔者当初以为治疗师聚焦固有的意义只在于处理有关个别案例中治疗师的体验。但是，实际上像上述意料之外的主题被选出来的情况越来越多，笔者逐渐觉察到了其重要性。

治疗师在面对一个个个案之前（或者同时），已经面对着各种各样的临床现场。在那里有各种各样职业的工作人员，每个人都有着不同的个性。来访者的特性和情况根据行业又有不同。心理治疗师在这样的临床现场与各种各样的工作人员进行协作配合来经营日常的职场生活。在与一个个来访者进行心理治疗面询产生体验之前，作为其前提，治疗师就已经生活在如此日常生活的体验中了。而"作为治疗师的我"的体验总是给心理治疗带来某种形式的影响。

因此，当治疗师产生某种纠结或者难以接受的感觉时候，在个案的体验之前，就有必要处理作为个案体验前提的"作为职场中的治疗师的我"的体验。为了理解这样的体验领域，请看图7-1。

在图7-1中，下面的大圆是"个人生活的我"的体验领域。也就是说是个人生活的私人的体验领域。以往一般的聚焦都是处理在

"作为特定个案的治疗师的我"
=治疗师聚焦处理的领域

"作为职场中的治疗师的我"

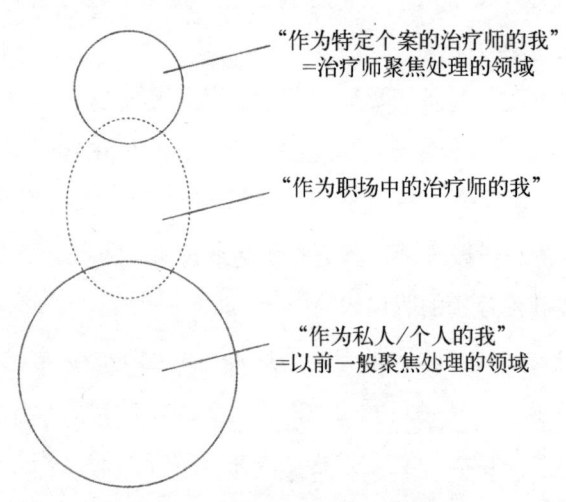

"作为私人/个人的我"
=以前一般聚焦处理的领域

图7-1 三个体验领域和治疗师聚焦

资料来源：吉良安之・白石惠子（2008）フェルトセンスを手掛かりにした臨床現場での心理士としての立ち位置の吟味.学生相談（九州大学学生生活・修学相談室紀要），10，76-85.pp.83.

这里感觉到的问题。上面的小圆是"作为特定个案心理治疗师的我"。治疗师自己体味在这个体验领域所感觉到的东西就是治疗师聚焦。

本章所谈的是"作为职场中的治疗师的我"的体验领域。可以理解为在上述两个圆的中间位置。这个体验领域的一部分与下面的大圆相重合，另一部分与上面的小圆相重合。因为这一部分既与个人私生活的体验相连接，又与特定来访者面询过程中的体验有关联，可以说是两者的中间领域。关于这个中间领域的问题，有作为以往一般聚焦的延伸来处理的，也有在治疗师聚焦中来处理的。

在虚线表示的中间领域中，如果与"个人生活的我"在心理距离上比较近的话，可以在一般聚焦实践中来处理问题。比如聚焦者正巧是心理治疗师的场合，就作为职场问题来处理或者作为自己在经营心理工作中的问题来处理。

另一方面，如果与"作为特定个案心理治疗师的我"距离上比较近的话，就会在治疗师聚焦的进行中作为主题呈现出来。本章所示G女士的面询可以说就是其中一例。正如G女士所说，在这两次面询中"想要明确心理治疗师在医院存在的意义""想要思考一下心理治疗师在医院临床上应有的位置"的主题呈现出来。可以说这是G女士作为治疗师在医院面对各种各样来访者时的基本主题。

（2）关于本面询的实施程序

到上一章为止，作为治疗师聚焦的实例，在介绍的面询中，第四章的两例只做了第一阶段"确认整体"，第五章和第六章介绍的四例都是顺着"确认整体""决定方向""体味体会"的三个阶段来进行的。但是本章介绍的与G女士的面询并没有按照这样的程序。本章的面询仅仅是进行了第三阶段"体味体会"省略了"确认整体""决定方向"两个阶段。

这是因为G女士感觉到"自己内部有不明了但是想体味的东西"，带着这样的目的来面询的缘故。G女士处于"想体味一下但是不知道如何把握体会来促进体验过程"的状态，正在摸索方法和途径。第八次进展不顺，在第九次发现了色彩这个媒介，好不容易进展到了能够明确地表述体会的程度。对于以这样的姿态进入面询的聚焦者，如果按部就班地"从确认整体开始吧"，好像会给聚焦者舍近求远的印象。

第一阶段的"确认整体"有其固有的意义。最重要的意义就是在确保聚焦必要的体验上的距离，在此基础上进入下一阶段。因此，假如G女士因为与体会没有保持体验距离而寻不到进展途径，那一步步按照上述三个阶段进行是有效的。但是笔者作为倾听者不太有这样的感觉，于是就按着本章所示的流程推进了。

不仅是治疗师聚焦，就聚焦总体来说，掌握程序是重要的，但是在实践中不要被程序所束缚，把握为了推进体验过程什么是必要的，这一点才是重要的。由于治疗师聚焦的初学者要判断这些也许比较困难，所以首先是按照程序来反复体验，待到熟悉了聚焦的感觉方法、体验方法后就没有必要再拘泥于这三个阶段的程序，而是要重视在推进自己体验方面感觉到的必要的东西。倾听者也没有必要被程序束缚。更重要的是寻找推进聚焦者体验的途径。

＊本章是对「吉良安之・白石惠子（2008）以体会为途径体味心理治疗师在临床现场的位置.学生相谈（九州大学学生生活・修学相谈室紀要），10号，76—85页」进行了部分修正改写而成。

第八章
聚焦者与倾听者的人际关系

从第四章到第七章，我们介绍了治疗师聚焦各式各样的案例。在第四章里介绍了仅进行第一阶段"确认整体"的两个案例。第五章介绍了新手治疗师体味个别案例的一个面询。第六章说的是三位资深治疗师就各自的个案进行的体味。接下来第七章介绍了一位治疗师对自己在职场中应有的理想状态进行的体味。读者们在读了这七个案例后会有什么样的感想呢？假如读者自己作为聚焦者来做治疗师聚焦的话，会选择什么样的主题来体味自己的体验呢？

实践这个方法，自己一个人来做是很难的。因为要一边感触自己的体验一边描述，一边描述自己的体验一边进一步感触，体验过程在这样的来回参照中进展。所以，有倾听者在一旁是非常重要的。有人在倾听自己，就提供了一个述说自己感觉到的东西的场，我们就比较容易确认自己在如何地感觉。可以说这个原理是与各种心理疗法共通的。

那么在治疗师聚焦中的人际关系有什么特点呢？关于聚焦者与倾听者之间的人际关系，笔者在本章中要论述重要的四点。

1. 同行伙伴的横向关系

治疗师聚焦中的聚焦者与倾听者之间的关系不是谁指导谁的纵

向关系，而是同样从事心理临床实践的同行伙伴之间横向的人际关系。虽然各自都有自己的个性，但在工作上有着共同的辛劳和烦恼。正因为是相互尊重的同行，彼此才都有能够分享的共同感觉。

作为伙伴具有亲密感和安心感，可以没有顾虑地述说自己作为治疗师的不擅长的事、不顺心的事、自己的失败感觉等。也可以让对方理解自己的辛劳和烦恼。重要的不是治疗师的理想形象，而是现实的治疗师的姿态，虽然尽了力但还是不顺利、还是失败，相互在某种程度上分享这样的经验，重要的是这样的人际关系。治疗师聚焦最适合在这样的人际关系的基础上进行。

假如治疗师有意识地隐瞒自己感觉到的弱点或者失败的体验，在这样的人际关系的场中要坦诚面对自己内心感觉到的体会并与之对话是很难的。要进行治疗师聚焦，有一个能安全地、从容地面对自己体会的人际关系的场是非常重要的。

在不具备与同行有如此的亲密感、信赖感、安心感、安全感的人际关系情况下，或许可以通过治疗师聚焦这个方法来构建这样的人际关系。参加实践这个方法的团体活动也许是与同行建立伙伴关系的机会。

在进行本方法时，原则上最好是相互交替地担任聚焦者和倾听者的角色。因为如果什么人总是当倾听者，那就很难维持横向的关系。随着互相交替角色，一会儿描述体会，一会儿作为倾听者倾听，这样的人际关系最为理想。

2. 重视体会的内在步伐

接下来的一个重点是倾听者要保证聚焦者感触自身的体会，而不要妨碍体味的过程。聚焦本来就是聚焦者与自己内心体会对话的个人心理作业，是与自己的对话。因此倾听者首先要重视的是保证这种对话。要守护聚焦者感受自己内部体会，帮助其从容地进行体味，包括沉默在内，与聚焦者共度这样的时间。

为此，倾听者不要对聚焦者述说的案例或主题的内容过度关心，更重要的是关注聚焦者体验的方法如何。这一点与督导或案例讨论会不同，这是治疗师聚焦的特点。

如果过度地关注体验的内容，倾听者往往会详细询问并希望分享这些内容。但是在治疗师聚焦中，倾听者对聚焦者的体验内容有某种程度的了解只是为了跟上聚焦者的体验过程，了解体验内容本身并不重要，不需要详细询问案例内容或主题。更重要的是关注聚焦者有没有从容而细致地去感触自己内部的体验过程，有没有将此种体验过程作为体会来感受，有没有在所要处理的案例或者主题上被情绪所压制而迷失了体验距离，有没有反过来陷于理性思考的状态等。

而当体会被充分地感受到了，聚焦者和倾听者开始对话，渐渐地体会就会成为主角。体会内在的过程开始启动，其自身就会创造出过程来。到这个时候，体会成了场的主角，聚焦者成了配角。在"聚焦者内部的体会"与"感觉体会的聚焦者"之间进行对话的同时，体会自身在独自地向前迈进。

倾听者通过倾听聚焦者的体会之声来守护体会的进展。这时候重要的是不要妨碍体会的过程。倾听者向某个方向引领聚焦者或许会有损体会的内在活动，倾听者有意识地指引方向说不定会妨碍体会的步伐。

在第六章介绍的与E女士的面询中，笔者作为倾听者一边倾听E女士的话一边以询问的方式提出笔者的疑问，结果推进了E女士的体验过程。这是在笔者内部分享E女士的体会，为了跟上E女士的体验过程感到有必要才进行的寻问，并不是为了促进E女士的体会的过程朝着这个方向进展。

3. 所谓倾听者的引导

那么，所谓倾听者的引导是怎么回事呢？就如第三章第2节所述，倾听者是陪伴、倾听聚焦者的聚焦过程，必要时进行引导的存在。怎样来理解这里的"引导"作用呢？

首先是为了让聚焦者能够按照本方法的程序来进展而进行的指教作用。为了熟练掌握治疗师聚焦的方法，先掌握一定的程序对于聚焦者和倾听者都比较方便容易。倾听者的引导作用就是指教这样的程序。但是，一旦熟悉了本方法就没有必要一定要按照程序来进行，因为要顺着体会自身的步伐来进展了。因此，倾听者引导的指教作用并非是本质上的东西。

更本质的引导作用是促使聚焦者能感觉自身内部的体会，感觉到体会后让体会充分地成长，让体会自身的活动从中显现出来，也就是引导聚焦者充分并详细地感觉体会。

换句话说，这是使得聚焦者自身的描述更加详细的倾听。使聚焦者不仅以语言来描述，而且通过倾听其背后还未形成语言的感觉（体会）来促使其成为语言。

这样，倾听者不是像向导那样要将聚焦者引向某个方向，倾听者要进行的引导是促使向着聚焦者内部体会的内在方向进展。不过要做到这一点有时候非常困难。

比如聚焦者在与来访者的关系中被来访者的情感所压倒失去了从容的状态，心情会相当紧迫。这时候就会迫切地想要对来访者做些什么。在这种聚焦者很难保持距离的状况下，倾听者往往也会被卷入聚焦者感受到的紧张感中，倾听者也会心情紧迫，一定要对聚焦者的处境做些什么，想要使聚焦者与情绪保持距离来推进体验过程。

再比如，聚焦者述说的体会也有时候是片段的、零零散散地，如"这样的感觉""现在开始有了这样的感觉"，是一种流动的状态。倾听者或许想要促使聚焦者去整体把握那是个什么感觉，但这不会成功。

在这些时候，倾听者往往会在不知不觉之间想要推进体验过程。越在聚焦者的咨询过程进展不顺并感觉想要做些什么的时候，与聚焦者同样，倾听者也就越会想要做些什么来推进聚焦过程。

笔者与众多治疗师实践本方法下来的感想是聚焦过程未必一直会有进展。有时候的体验过程努力想办法推进不一定有进展，有目的、有意识的推动并不起作用。这时候不得不承认"这个过程现在没有进展的迹象"。

在这样的状况下，最好将聚焦面询暂停，休息一下，两个人谈谈那个个案。在聚焦难以进行的时候可以谈谈话。如果可能的话决定一下下次面询的时间设置。也可以约定就那个个案进行持续的治疗师聚焦的面询。

所以，我们不能说只要进行治疗师聚焦就一定能够找到下一步。实行本方法也有无论怎样都进展不了的情况。倾听者进行的引导是在过程将要启动的时候通过工作促使过程启动，不能勉强地推动不能启动的过程。

4. 资深治疗师担任倾听者时的留意点

在本章第一节我们谈到治疗师聚焦应在同行业伙伴的横向关系

中进行。但是作为实际问题，也会有新手治疗师担任聚焦者，临床经验丰富的治疗师担任倾听者的组合。即使相互是对等的横向的人际关系，两者之间在临床经验的质和量上还是有很大的差别。

在这样的组合结对的时候，作为倾听者有需要留意的地方。这一点就是关于新手治疗师要体味的主题，倾听者依以往的临床经验已经有了某种知识或想法，这些浮现在倾听者的脑子里，会使得自己难以顺着聚焦者的体验来推进过程。比如，听到聚焦者的话时，"关于这件事不是应该这样来考虑吗？""顺着来访者所说的情绪来进行不是比那件事更重要吗？"等想法在倾听者内部浮现，会想要引导聚焦者向这个方向去。

这些在临床上来说，资深治疗师也许确实是抓住了关键，但在进行治疗师聚焦的时候却并不适宜。对话如果顺着这个方向进行下去，聚焦的过程就难以为继了。其实那已经不是聚焦的倾听者在引导，而是在督导视角的基础上进行对话。笔者自身在担任倾听者时也曾有过这样的失败。

在这样的场合，有必要区别倾听者与督导的作用。在进行治疗师聚焦面询的时候作为倾听者应该倾听并且跟上聚焦者感受到的体验，彻底做好推进聚焦过程的引导工作。在面询结束以后，如果感觉到有必要就案例的推进方法进行对话的话，这个时候再根据自己的经验来加以指导。

也就是说，要将进行治疗师聚焦与进行督导的时间明确地区别开来。治疗师聚焦与督导有着不同的独自的意义。这对于临床经验丰富的资深治疗师和临床经验少的新手治疗师来说都是重要的时间。应当确保这样的时间。在此基础上，再安排其他时间来进行督导。

后面在本书第十章第1节会介绍一些新近的研究，是关于如何将治疗师聚焦与督导组合起来实施的。这种组合的第一步就是区别倾听者的作用和督导的作用。治疗师聚焦和督导对于治疗师来说各自具有独特的意义而且都非常重要，有必要在明确区别的基础上来探讨如何进行组合。

第九章
治疗师聚焦的意义

本章要讨论本方法对于治疗师的意义，以及本方法对于治疗师所从事的心理治疗的意义。对于我们每天从事临床心理治疗的人来说，这个方法具有什么样的意义呢？通过体验这个方法我们能够得到什么呢？这对于我们从事的心理治疗会有什么样的效果呢？现在就这些问题归纳一下笔者的想法。

1. 确保关爱自己，让自己成为主角的时间

在心理治疗中治疗师通常是当配角，来访者是心理治疗的主角。治疗师不论有无自觉都要倾听和接纳来访者发出的各种信息，通过应答来促进过程的进展。在这个意义上治疗师是一种触媒般的存在。通过治疗师这个媒介，使得来访者原本就内在的东西启动，成为一种流动的过程展开下去。

但是，要使治疗师很好地起到这样媒介的作用，治疗师自身的心理状态就必须保持良好的功能，这也就是第四章中B先生所说"治疗师的保养""复原"的自我调整。这是每个治疗师通过自觉地努力并讲求适合自己的方法才能保持的东西。

笔者认为，达到此目的的基本条件是确保关爱自己，让自己成

为主角的时间。

在进行心理治疗时，治疗师为他人提供着自己心的一部分。治疗师在自己的心中腾出一部分空白，以这部分来追体验来访者心的状态，与来访者进行对话。但是在离开心理治疗的场之后，就有必要让自己成为主角来回顾自己的心，需要有一个整理、体味的场。这就是要确保关爱作为治疗师的"我"，以及这个"我"的基础即自己个人人生的"我"的时间。

这是通过感受和体味在我们心中起伏的各种各样的波澜，以使它们沉静下来的时间。为要使心沉静下来，将视线从这些内部的波澜上移开，另外安排放松和愉悦的时间自然是重要的。但是当内部起伏的波澜很大时仅此是不够的，这时候须要认真地直面自己的内部，细致地进行感受作业。自己的内部掀起了什么样的波澜？这波澜从何而来？它以什么样的方式在影响着自己？因而自己处于什么样的心的状态？

可以说治疗师聚焦就是为此而开发的方法。在从事心理治疗工作的过程中在自己内部感觉到不对劲或束手无策、疲惫或不胜任、不安或躁动、不完全或不消化的时候，必须要安排时间从容地来面对这些。通过应对这些感觉就能够具体地把握波澜的状况，随之接纳感就会产生，就比较容易使这些感觉得到解决和平息。

与此同时这样可以保持认真和关爱的感觉，以认真、关爱的态度而不是粗暴地对待自己的心。具有稳定的自我关爱的感觉对于我们心的健康相当重要。要是各种各样的事情乱七八糟地塞在自己内部，内部就像个垃圾箱的话，我们就会逐渐地失去心理空间的余裕。所以，要保持心的弹性和平滑就需要时时回顾，从容地审视和整理自己的心，进行自我关爱作业。

2. 心理治疗中体验层面的回顾

治疗师对于心理治疗中发生的事情多是以语言来思考的。前人的思想和理论也几乎是通过书籍来学习的。案例讨论会上关于心理治疗面询的交流多以文字表示，讨论也是通过语言的媒介。

但是，如果与来访者的交流仅限于文字，治疗师为理解来访者所需的信息量就会大幅地减少。例如，近年来人们尝试以电子邮件方式来进行心理咨询。容易想象与素昧平生的来访者仅仅用文字交流来沟通要伴随多少辛劳和困难。我们治疗师的很多信息是在语言之前的体验层面得到的，而且治疗师和来访者还相互在体验层面进行着情绪上的交流。

所以说治疗师需要在自己心理治疗的实践中仔细地体味和咀嚼内心发生的体感。如果简单地把自己感到的东西转换成语言就容易从中漏掉很多东西。光靠读书知道理论和概念做不了心理治疗工作。在心理治疗中一旦形成生搬硬套既成的理论和概念的习性，说不定就会陷入与以电邮文字来理解来访者同样的错觉。

说一个理论或概念的背后有一百个或两百个体验并不过分。我们应该认识到，自身不积累起相当多的体验是难以在临床中应用相关的理论或概念的。换句话说，只有在体验层面与理论层面之间多次地往复才能获得一名临床治疗师的功力。

不过，单有许多临床经验并不算"积累体验"。也有进行了很多面询但体验掉落、积累不起来的情况。在第五章中谈到过在体验层面进行自我体味对于新手治疗师的重要性。其实这未必仅仅是新手治疗师的课题。和有多少经验无关，对于治疗师来说安排时间认真细致地体味自身的体验是不可或缺的。许多治疗师都在确保这样的时间。当心理治疗面询结束后，许多治疗师一边做面询记录一边思考这个个案，体味这样那样的自身产生的体验。也有治疗师在个案研讨会等场合一边听取其他治疗师的个案报告一边回顾自身的临床体验来进行体味。

本书所介绍的治疗师聚焦的方法可以说是把治疗师所做的这项工作作为一门技术有形化了。通过技术上的提示，也许有的治疗师会重新觉察自己平时不经意中进行的内部工作的意义，或者会有治疗师希望安排时间亲自来尝试一下治疗师聚焦。希望本书提供的方法能够以某种方式帮助到众多的治疗师。

3. 自身体验的分化、整理以及与问题保持体验距离

下面来思考一下治疗师聚焦固有的意义。

首先要谈的是治疗师进行分化、整理自己体验的同时与其保持适度的体验距离的问题。这个问题是专门安排在第一阶段的"确认整体"中解决的。治疗师想到要面对自己的内心，大概是在内心感觉到有什么模糊不清的东西的时候。这种模糊不清的东西在感觉上感觉得到，但却把握不到实体，"总觉得有什么东西牵挂在心"，是一种未经分化的模糊的存在。

在本方法的第一阶段"确认整体"中，自己缓慢地将注意力转向关于某个个案或者主题所感觉到的整体，来接近这个模糊不清的东西。接着，感受其中内含着的各种各样的细微之处，将它们区分开来，一个一个地确认过去。通过这样的内部作业治疗师可以逐步地分化和把握自己感觉到的模糊不清的东西，从身体感觉着手，使得混沌一团的感觉成为可以区分、可以认识的东西。

在第一阶段还要进一步将确认了的东西一个一个地进行搁置作

业。既有仅仅就区分第一个、第二个的（例如第六章介绍的与三个资深治疗师的三个例子），也有利用意象使之在自己以外的某个地方固定下来的细致作业（第四章B先生的例子）。通过这样的作业，聚焦者能够分化、整理感觉到的东西并与其保持适度的体验距离。

关于这个程序，本方法援用了以往的聚焦中被称为整理空间（Clearing A Space; Gendlin, 1981）的技术。在日本这被译为"制造空间""设置空当"并被实践。笔者通过本方法的实践觉察到治疗师聚焦的第一阶段"确认整体"其实与腾出空间是不同的作业（两者的不同在第十章有详细的讨论）。不过这里谈到的体验的分化、整理以及体验距离的酿成可以说与整理空间具有同样的意味。

将自己未经分化的模糊的内部感觉区分开来，一个一个地加以确认、整理，这样治疗师也许可以在实感上知道自己之前背负的是些什么了。通过与这些保持体验上的距离也许会有放下肩上行李的感觉。

进一步我们可以说的是，在这第一阶段作业中也可能对之前没有觉察到的自身感觉有新的觉察。在第四章与A女士的面询、第五章与C女士的面询中都发生了这样的过程。当某种感觉作为体验的前景占据很大位置时一般很容易被意识到，而这时很难再去注意其他感觉。在审视自己感觉的整体，一个一个地进行确认、搁置的时候，也可能会觉察到之前没有觉察到的感觉。这会是一种伴有发现甚至是发掘感觉的觉察，"在自己内部竟还有这样的感觉呀！"这一点在第十章第2节也有论及。第一阶段就是包括这样的觉察在内的体验的分化、整理。

4. 新意味的发现和自我理解的深化

下面来看一下在第三阶段"体味体会"中进行的内部作业。

第三阶段是要把自己的感觉作为体会来感受，对此进行体味。再具体一点说，感触自己的感觉，将其精华提炼为体会，在体会之中自有动能会产生出来，体会内在的过程启动并展开下去。这样的过程可以在第五到第七章的各个面询例子中看到。

C女士（第五章）对某来访者感觉到"不对劲"，在面询中发现了自己对来访者感觉到的"恐惧"其实是恐惧面对自己内部本来就具有的与来访者共通的心性。通过这种发现恐惧感得到了缓和。

D女士的来访者所说的话题部分与D女士自身的课题重合（第六章），D女士因此产生了"苦恼"以及怕因此影响到咨询的罪恶感。通过确认这些是在以什么方式对咨询产生什么程度的影响使得罪恶感得到了缓解。另外，通过细致地体味"苦恼"是由来访者的什么情况所引起的，寻找到了今后自己如何与这个苦恼共处下去的方法。

E女士（第六章）对与某来访者的咨询感到是"被强迫地在做"。面询中以倾听者的询问为契机，觉察到了这种被强迫地在做的感觉不仅来自来访者也来自自己所在的机构组织。在此觉察的基础上体味、整理了今后应对的方法。

F先生（第六章）在体味对某来访者感到的焦躁感时觉察到了两者的关系，觉察到了咨询并没有形成双方的共同节奏，而是来访者掌握了主导权，咨询在按着来访者的步伐进行。F先生通过以督导的视点从旁审视两者的状态，发现了自己作为治疗师正处于什么样的心理状态而来访者希求的是什么，从而理出了今后咨询的头绪。

G女士体味了自己作为在医疗机关工作的心理工作者应该重视什么、应该有什么位置。G女士找到了色彩这个媒介，以此为途径推进了过程。结果发现并以语言明确地表示了什么是重要的，什么是自己作为心理工作者的理想状态。

如上所述，当体会被提炼出来，过程一旦从中启动，在展开的途中会有各种各样的觉察产生，有新的意味被发现，通过这种发现可以获得深入理解自我的机会。

笔者在第八章也说过，这种过程并不是什么时候都会发生的。也存在像与G女士的第八次面询那样，确实感到有什么，但没能进一步感触下去，只有干着急的情况。在这种时候，应该安排下一次面询。在治疗师因遇到困难的个案而艰苦奋斗的时候，持续、定期地进行治疗师聚焦会比较好。

5. 主体感觉的活性化

到现在为止所说的治疗师自身体验的分化、整理以及与问题保持体验上的距离、新意义的发现以及自我理解的深化，这些到底会给治疗师带来什么呢？笔者认为，用一句话来说，是带来了治疗师自身体验"主体感觉的活性化"。

在第二章已经说过，所谓主体感觉就是伴随体验的"自主性感觉"（a sense of autonomy）。具体来说，主体感觉是指不被问题体验所压倒、所支配，自主地面对问题体验的感觉。或者是指能够自主地应对问题体验的感觉，即使产生了问题体验也能与其相分离，保有感受自主性的体验领域。到心理治疗场所来的来访者多数难有这种感觉，他们的主体感觉处于受损的状态。

与这样的来访者进行咨询，治疗师自身体验的主体感觉往往也会被淡化。一旦被自己的这种体验所左右，就不能自主地面对和处理这种体验，就难以保有与这种体验相区别的自主的体验领域。在与来访者的咨询中会反复产生与来访者同样的情感，成为这种状态的俘虏，陷于不能自拔的境地。到了这个地步，由于无法采用别的感觉方法和接纳方法，就形成了"总是这个结果""老是在同一个地方兜圈子"的胶着状态。治疗师渐渐失去了自身体验的自主感，起不到治疗师的作用了。我们许多的治疗师不是都有过这样的经历么？

处于这种状态的时候，治疗师可以用本方法来认真而沉稳地应对自身的体验，可以分化、整理自己混沌未分的体验，与问题产生出体验上的距离。还可以进一步通过体感详细体味自己感觉到的东西，从中发现新的意味，得到深入理解自己在咨询中的状态的机会。

通过治疗师聚焦使体验过程得到进展的时候，很多治疗师都谈到"头绪理清了""真舒爽""理解了"的感想。这种感觉可以比喻为在自己内部未消化的滞留的东西经过咀嚼后消化过程进展了，异物感消失了，变成了能够接纳、吸收的东西。通过这样内部工作的进展，治疗师就能够恢复到充分发挥功能的状态。治疗师恢复了活力，就能将来访者传达过来的东西作为新鲜的体验来感受，就能与来访者进行活泼生动的交流。笔者所说的"主体感觉的活性化"就是指的这样的状态。

6. 在推进心理治疗方面的效果

治疗师聚焦不仅能促使治疗师自身体验产生变化，而且对心理治疗过程也有推进作用。

这么说是因为治疗师在心理治疗和咨询中的体验是在与来访者的相互作用中产生的。治疗师通过体味自身内部感觉到的东西来使自己的体验发生变化，这必然会使得两者交流的性质，也就是来访者与治疗师的人际关系的性质发生变化。比如以前在咨询时有压迫感、不够从容的治疗师通过自己的觉察使得自己能够从容不迫了，这会给咨询中的人际关系带来积极的影响。因此治疗师内部体验性质的变化会给心理治疗过程带来相当大的影响。

还要加上一点，在进行治疗师聚焦的过程中有时会有意想不到的发现。治疗师在体味自身体验时觉察到自己体验到的东西如果正好与来访者的问题相重合，其实这正是加深对来访者理解的机会。

前面也提过，本书介绍的案例中，在与C女士（第五章）、F先生（第六章）的面询中就产生了这样的机会。

C女士谈到自己动弹不了的感觉，"只有自己，好像时间的流动一下子停止了，停格在那个瞬间的可怕的东西上"。关于这个感觉，她忽然觉察到"这个感觉，是这么回事，很能说明那个个案，这个个案来访者的问题，在和他父母的纠结中就一直有那样的感觉"。

F先生在第一阶段谈到自己对来访者的第三个感觉时，"在身体里面有暖乎乎的东西"（中略）"虽然在自己身体里面，但也许不是自己的东西""自己和他人的界线搅在一块儿的什么"。在第三阶段的后面部分又谈到"那会不会是来访者要带进（心理咨询）来的东西呢。那种暖乎乎的一体感""一想到那种感觉就是来访者来的缘由，就全明白了"。

治疗师聚焦的过程中有时候会产生来访者的体验与治疗师的体验相互交错的情况，从治疗师方面来看，自己感受到的自身体验的一部分也许就是来访者的体验。这样的情况，笔者在之前通常聚焦的面询中并没怎么经历过（关于产生这种情况的机制，在第十章的第3节会有论述）。

如果我们治疗师深入自身体验的深处，就能超越自己与来访者个体之间的界限，接近两者体验的重合部分。治疗师慢慢品味自身体验的体味作业有助于深入理解来访者的体验。以这样的方式深入理解来访者也是使心理治疗产生进展的重要契机。

7. 体味今后推进心理治疗的方法

在本方法中，治疗师通过感触自身的体会加深对体验的理解，在面询结束前，一般多要商谈一下关于今后推进心理治疗的方法。在治疗师聚焦中体验到的东西、觉察到的东西、理解了的东西不是面询一结束就扔了，如果是持续进行的个案，有必要考虑将这些联系到以后的心理治疗上来运用。在面询结束之前，聚焦者在确认自身感觉的同时体味一下以后推进心理治疗的方法是有益的。通过对话来商谈今后的心理治疗如何进行才好，能够使方法更加具体化。

聚焦作业不是面询一结束就完了。不是"舒畅了""满足了"就结束了。聚焦本来是通过推进体验过程寻找下一步的作业，如果没有找到下面的一步就不能说体验过程得到了推进。

第六章介绍的三个面询案例，每个案例都体味了今后进展的方法，从中引出今后的一步。

D女士谈到了"强烈地感觉到这样的情绪还是第一次。现在定位在'试行期'还可以安心一些。设置一个期间，心里想好就这样不再靠近了，就可以在自己的内部保持距离感，以此来试着观察来访者如何感觉，对面询有什么影响"。

E女士说"现在感觉下来，在和对方的关系中自己不知不觉还背负上了其他的东西，所以更加觉得沉重。因此，不再加负担，或者说区分开将负荷减轻。不再不知不觉地背负上机构的问题，将重压分开"。"本来的压力就已经满负荷了，不知不觉又被混在一块儿了。自己必须要把这些和别的东西分开""这点儿事自己是可以做到的。而且那个个案自己也不能不管"。

F先生说"觉得有这样（督导的）的人在，对自己大有助益呢""这种场合有安定的感觉,有安心感。整个儿有柔和的氛围""下次面询时,这位(督导)会好好地坐在我的边上的"。

从这些例子中我们可以明白,在治疗师聚焦中讨论今后心理治疗的进展方法不是书本上教条式的泛泛而谈,治疗师根据自身体验进行探索的是适合自己现在的状态、对自己有益并且适当的进展方法。这是通过体验具体地确认自身的状态,以此为基础来体味今后咨询的进展方法,而绝不是教科书上的教条。笔者认为正是以自己为出发点的摸索才是治疗师重要的工作。

当然,在心理治疗上通过这样的体味得到下面一步,必须要避开自以为是的陷阱。因此,前提是要牢固掌握心理治疗的基本方法。仅靠治疗师聚焦并不能提高心理治疗的技能。通过案例讨论会以及督导学习个案的挑选、关系的建立以及应答、介入的方法是不可或缺的。在掌握了心理治疗的基本方法之后,再以现在自己与来访者的关系中产生的体验为基础去寻找下一步,才是治疗师聚焦要进行的工作。对于这一点,现在初学心理治疗的人应该十分留心。

第十章
与聚焦比较看本方法的特征

本章试图通过与以往通常的聚焦相比较，来论述治疗师聚焦法的特征。笔者根据之前的实践，觉察到这个方法与以往的聚焦相比有着不同的侧面。这是因为心理治疗的人际关系的场是独特的，不同于通常人际关系的缘故。

本章第1节首先就要论述这个问题。接着第2、3节阐述本方法产生的固有的现象。在此基础上第4节要探讨治疗师聚焦的场的形态。

1. 心理治疗中关系的独特性

治疗师聚焦中的体验方法基本上与通常的聚焦没什么不同。治疗师聚焦是聚焦感觉法应用在治疗师自身上的方法。在这个意义上说，这是聚焦应用于治疗师这个特定对象的方法，也许谈不上是什么新方法。那么，为什么有必要要为这个方法起一个固有的名称"治疗师聚焦"来进行专门的研究呢？

笔者认为，这是因为治疗师与来访者的关系与通常的人际关系不同而具有独特性的缘故。治疗师看待其与来访者的关系并不单纯凭好恶或利害目的。构建与来访者的关系是治疗师职业上的责任也是前提，这是为了帮助到来访者。为了深入理解来访者，为了通过关系给予来访者心理上的支持，为了通过对话把在关系中显现的特征和倾向作为来访者理解自己的素材，与来访者保持关系显得非常重要。

比如说治疗师对对方抱有不快或者嫌恶的感觉时，要是是通常的人际关系，也许就会避开对方或者与对方发生口角，朝着与对方断绝关系的方向发展。但是当治疗师对来访者感觉到什么负性情感的时候，这正是理解来访者或者理解现在的咨访关系状态的宝贵线索，是保持关系、加深理解的好机会。当然，来访者对治疗师的情感或感觉也同样，如果来访者对治疗师有负性的情感，并不应就此结束关系，而是要让来访者表达出来一起分享、一起思考。

在感觉到亲密或仰慕等积极的情感时也是如此，并不因为这种情感而接近对方，让彼此的关系朝建立亲密的个人关系的方向发展，而是要探讨如何来理解和处理这样的情感。

如上所述，治疗师要以对来访者抱有的情感为基础朝着深入理解对方、深入理解对方与自己的关系的方向迈进。在心理治疗的场中具有这样的动能。所以治疗师对于来访者的体验并不是"好感"或者"厌恶"这么单纯，而是具有几重深度的东西。

以下要论述笔者与多位治疗师在实践治疗师聚焦中觉察到的本方法所产生的两个独特的现象，这些都是在上述心理治疗关系独特性的背景下产生的。

2."整理空间"与"确认整体"的不同

实践普通聚焦的人们也许会有疑问，本书所说的治疗师聚焦的第一阶段"确认整体"与简德林方法中被称作"整理空间"

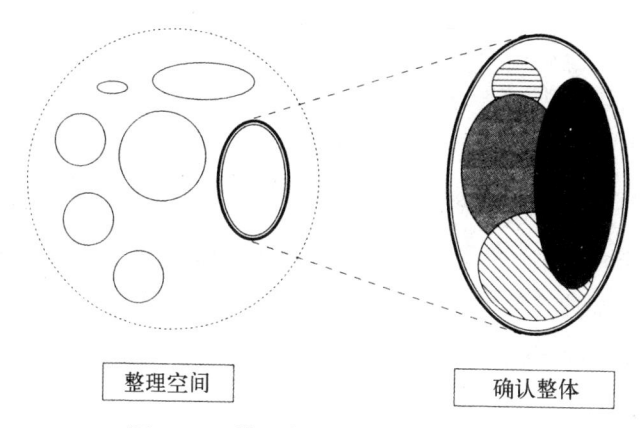

图10-1　整理空间和确认整体的区别

资料来源：吉良安之（2005）セラピスト・フォーカシング．伊藤義美（編著）『フォーカシングの展開』ナカニシヤ出版，49-61.pp.53.

（Clearing a Space; Gendlin, 1981）的阶段在什么地方有什么不同？笔者自身在考虑将聚焦技术应用于治疗师之初也没觉得有特别的区别，只是想到了"治疗师在体味来访者体验的时候必须先'整理空间'"。

但是笔者在这个方法的许多实践中觉察到了这两者是不同的作业。为了说明这个不同，图10-1也许能起到作用。图中左边是"整理空间"，右边是"确认整体"。

在左边的"整理空间"中，聚焦者回顾个人生活的全部体验领域，一个一个地确认现在自己感觉到的牵挂之事并进行搁置作业。例如"第一个是与职场同事的人际关系，第二个是自己孩子的事情，第三个是自己的将来，第四个是父母的事情"，好像是在制作一份牵挂之事的清单。

与此相对，右边的"确认整体"并不是在聚焦者体验的全领域而是选择特定的主题（例如"牵挂在心的来访者"），确认关于这个主题的自身感觉整体的作业。在审视这个整体的同时，分化、整理在这中间感受到的感觉。说是"分化""整理"，其实还是几个确认了的感受之间相互重叠、相互连接的情况多一些。例如"第一个是沉重的感觉""第二个是有刺的感觉""第三个是被压迫的感觉",是以部分相重合又有其他微妙不同的感觉形式来进行分化和整理的。

如图10-1所示,根据不同的治疗师,在进行某个主题的"确认整体"作业前也有需要进行"整理空间"作业的。首先回顾自己生活方方面面体验领域的整体,将多件牵挂之事做成清单进行搁置,然后再来面对特定的案例。

笔者在与各种各样的治疗师实践"确认整体"这个阶段时觉察到的是,随着这个作业的推进,体验过程有的也会进展。关于这一点在第四章以及本章第1节也有简单的论述。对第一个、第二个、第三个感受的确认作业不仅有并列的确认作业,也能发现有进展产生的情况。确认了第一个搁置后再回到整体,之前没有注意到的第二个被感觉到了,将这个搁置后再审视一下整体,然后新的第三个东西被感觉到了。这在本书介绍的与A女士(第四章)和C女士(第五章)的面询中有体现。在与E女士和F先生(第六章)的面询中也可以看到。

图10-1右边所示的"确认整体",其实并不是平面的东西,而是呈立体的构造。笔者浮现的意象是当把眼前的大石头作为第一个确认好放在旁边后,忽然发现这后面还有个洞窟。进洞后感觉到了第二块、第三块石头。于是一边确认这些一边就像一扇一扇把门打开那样地跟进理解。

举例来说,治疗师在担任某个案过程中感到"沉重",也许在平时与来访者接触的时候只会强烈地感觉到这种"沉重"。但是用这个方法将这个感觉作为第一个确认后,这时候如果能够把它搁置在一旁,就可以从容地体味其他感觉到的东西,理解也就随之进展了。这种进展在治疗师聚焦中并不少见。笔者有几例只做一次就经验到了这种情况（当然，第一阶段顺着这样进展过程的情况与并列地确认几个感受的情况并没有好坏之分，只是我们应该了解这一阶段进展方法的两种特征）。

我们可以说第一阶段"确认整体"有时也会变成像这样理解自己感觉的一个进展过程。正如上一节所说的，心理治疗中的关系具有几重深度的方向性，这种方向性就是以这样的方式显现出来的。

3. 两者体验交错的体会

我们在前节第5项说过，在进行治疗师聚焦的过程中，治疗师有时会感觉到自己在体味自身体验时感觉到的体会好像其实也是来访者在体验着的东西。本书中介绍的C女士（第四章）和F先生（第六章）在面询中觉察到自己与来访者的体验在深层次是重合、交错着的。

当然这只是治疗师这样感觉并赋予其意义的主观事实，并没有直接去问来访者，所以也只是治疗师个人的觉察。但是至少在治疗师来说，从中产生了新觉察、新鲜的发现感、理解"原来是这么一回事"后的接纳感。笔者认为治疗师感觉到的体验的一部分与来访者产生的体验相重合、相交错是极为自然的事。因为两者持续地共有心理治疗的时间，作为彼此的合作而产生的各自的体验，要是完全不相干那才不自然呢！不是吗？

关于心理治疗中产生的两者关系的这种性质，在精神分析上以"主体间性"（Intersubjectivity）学说在进行讨论（丸田·森，2006），而在以聚焦实践为基础的研究中也在讨论这种性质。麦迪森（Madison, 2001）说："我们的体验既不是'主观的'也不是'精神内在的'东西，而是相互作用的产物。其场所是'内部'，但是是外

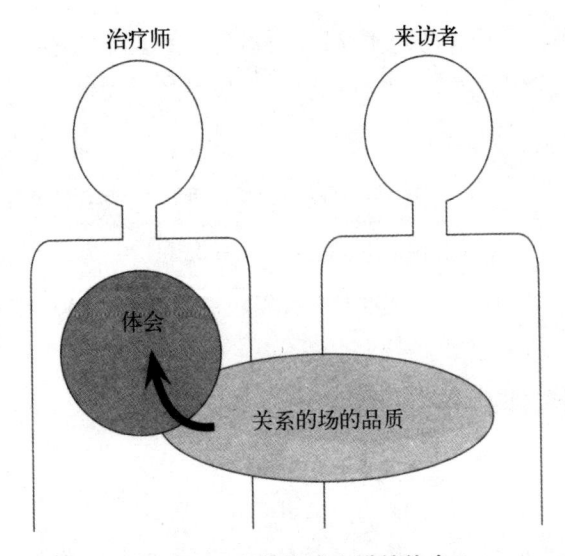

图10-2　两种体验交错的体会

资料来源：吉良安之（2003）对人援助職を援助する——セラピストフォーカシング．村山正治（編集）『現代のエスプリ別冊　ロジャーズ学派の現在』至文堂，184-192．p.191．

部—内部，的。按简德林的说法，我们感觉到的东西不是内在的内容而是我们和他人在一起生活的过程中产生的直觉。"

为了理解具有这种性质的体会，笔者做了图10-2。如图10-2所表示的，由于来访者与治疗师持续地共有心理治疗面询的场，在两者之间形成了"关系的场"，而这个场会酿出某种特质。治疗师感受这种特质，并将这种感受结晶为体会。

4. 治疗师聚焦中关系的多重性

池见、矢野、辰巳等（2006）认为，在治疗师聚焦中存在的关系具有多重性。如通常聚焦中的聚焦者与倾听者的关系、聚焦者与关于个案所认知到的东西（包括聚焦者自身的体会）的关系、担任聚焦者的治疗师与来访者的关系、倾听者通过聚焦者所感觉到的来访者的存在与倾听者之间的关系等。这可以说是治疗师聚焦的一大特征。

根据池见、矢野、辰巳等（2006）的论述，将图10-2再进一步详细地用图来表示的话就成了图10-3。在治疗师聚焦的场中，聚焦者（即治疗师）与倾听者、来访者（的存在）参加其中。面询在三者复杂交错的关系中进展。

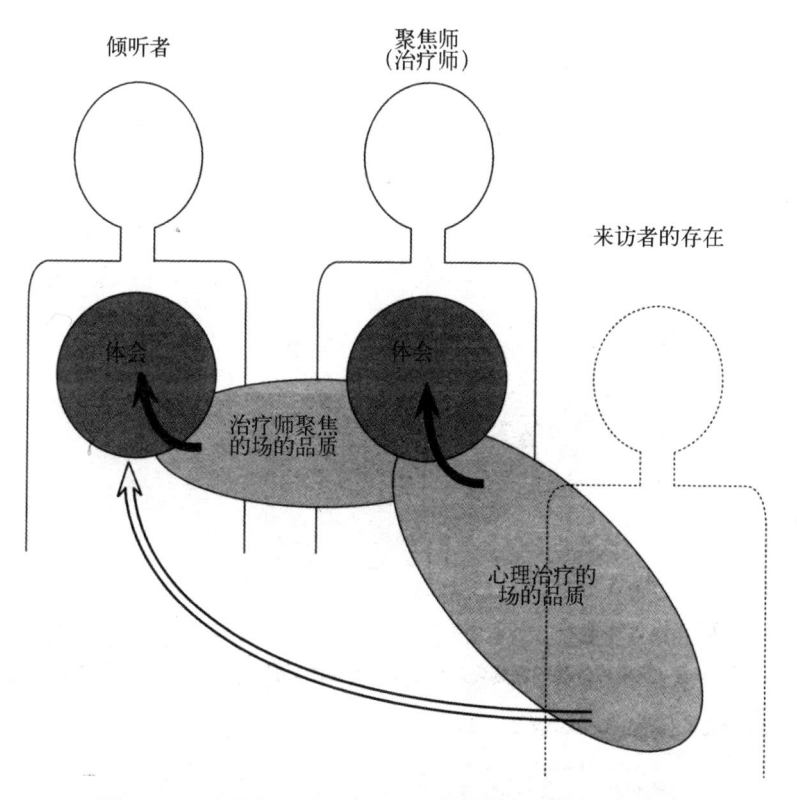

图10-3　治疗师聚焦中关系的多样性及三种体验的交错

这里不仅是聚焦者，倾听者也在一边感受体会一边进行面询。在聚焦者与倾听者间形成的"关系的场"的特质的基础上，倾听者一边对聚焦者的感觉进行追随体验一边同时在自己的内部形成体会来与聚焦者进行应答。

通常的聚焦只是在聚焦者与倾听者两者关系场的特质的基础上进行。与此相对，如图10-3所示，治疗师聚焦是在加上来访者（的存在）三者形成的两个关系场的特质的基础上进行的。也即是说，心理治疗的场和治疗师聚焦的场的特质相互重合在一起，治疗师聚焦正是在这样的基础上进行的。

所以，治疗师聚焦与通常的聚焦有着颇为不同的侧面。虽然其实施方法以及聚焦体验方法与通常的聚焦表面上看没什么变化，但是在其过程中产生的关系的整体样态有很大的不同。笔者认为，今后的治疗师聚焦的研究须要考虑到这一点。

第十一章
展望本方法今后的发展

治疗师聚焦开发的时间还不长，之前只有少数的研究者在实践，还处于积累经验的阶段。然而从此前的经验来看，这个方法却内含了众多的可能性。

一方面，是运用这个方法的方向的多样性。以本书论述的治疗师聚焦为基础可以考虑有几个方向来运用这个方法。另一方面，是本方法适用对象扩大的可能性。不仅是治疗师，对于各种各样的职业助人者来说，感触和体味自己的感受都具有非常大的意义。

在本章中要论述笔者现在关于这些方面的思考。

1. 本方法多样的运用方法

（1）与治疗师同行结对，形成相互支持的场

如第一章第6节介绍的科斯特和施韦贝尔的研究（Coster and Schwebel, 1997）所显示的，作为治疗师充分发挥功能的要素，结对相互支持占据了重要的位置。伙伴和同行之间亲密协作的信赖关系可以说是支撑治疗师的重要支柱之一。

治疗师聚焦可以作为黏合剂来助益这样亲密协作的横向关系。少数治疗师集合在一起，想要述说自己治疗师体验的人述说，其他

的人作为倾听者倾听。这时候不单是谈所发生的事情，而且是以感受和体味各自体会的方式来进行面询。这不是以发生的事情为中心的会话，而是以体会为中心的交流。治疗师聚焦中的倾听者是通过倾听聚焦者内心的体会，必要时进行引导来促使聚焦者内部产生活动并顺着内在的方向性流动。

其实以这样的伙伴关系进行治疗师聚焦的内部团体已经有了，笔者也时常参加。听说在美国也有实践聚焦的治疗师同行的集会。对于治疗师来说这不仅是学习和研修心理疗法的机会，更重要的是参加者们形成的横向连接的场。

在这样的场中，不仅是感触自己体会的聚焦者、倾听体会的倾听者，就是作为观察者来旁听两者对话的人也能从中获益。观察者在分享聚焦者体会的同时也各自在感受自己的体会。感受体会的时间对于在场的每一个人都是重要的时间。或者我们还可以采用团体聚焦的实施形式（藤狱·渡边·森尾等，2005）。全体成员中除了聚焦者以外都作为倾听者而不是观察者，大家倾听聚焦者述说的体会，各自反馈所感觉到的东西。

在结对相互述说体会的场合，不一定需要指导者。有指导者在场角色固定化了反而有可能妨碍横向关系的构建。参加者互相认可各自的个性，倾听各自的体会，享受品尝体会流动的时间。创造这样的场才是理想的。

（2）与督导相配合的实施方式

前面说过，治疗师聚焦与督导不同，具有各自的功能。督导是从在个案外部的督导者那里获得指导，是学习、研修个案的把握方法和介入方法的机会。与此相对，治疗师聚焦是治疗师通过倾听自己内在的体会之声，整理自己在心理治疗中的感觉加深自我理解的机会。对于治疗师来说这两者像车子的两轮，哪一边都是必须的。

池见、河田（2006）指出了两者的不同之处。督导在某种程度上承担着对来访者的责任，有责任观察每次面询治疗师与来访者的交流，确认咨询有没有朝着错误的方向进展。而治疗师聚焦的工作对象是治疗师关于来访者所感觉到的体会，所以倾听者不能承担个案的责任。仅从这一点也能说明治疗师聚焦不能代替督导，请各位铭记。

在理解了两者有这样的不同的基础上，我们就可以来探讨治疗师聚焦与督导相配合的实施方式了。对于临床经验少的治疗师来说，这样的方式尤有好处。

伊藤（2006）在研究生规定的4次模拟咨询实习（鑪，1977）过程中，与担当咨询师的研究生进行了治疗师聚焦的面询。在其中的两个面询案例报告中论及了以下两点。一点是案例研讨会往往过于关注对案例的理解而忽略治疗师自身的感受，而治疗师聚焦则把治疗师自身的体验作为中心主题来处理。另外一点是导入督导的视点。来访者把4次面询的结束说成是"这下可要孤单了"。而治疗师（研究生）在治疗师聚焦中对此却反映是以"送客后的松快"为主。在此种情况下，他（伊藤）从倾听者（兼引导者）的角色跨出了一步，通过提示关于来访者心理动向的其他假设，把治疗师（聚焦者）引导到来访者"这下可要孤单了"的感觉的方向上，以此来推进面询。

治疗师聚焦是体味治疗师自身感觉的作业。但是在经验丰富的临床专家担任倾听者的场合，即便治疗师没怎么感觉到，倾听者也能觉察到理解来访者情绪应予以重视的其他方面。这虽然已经是督导的视点，但是对于临床经验缺乏的新手治疗师来说，在体味自己感觉到的东西之外，能得到其他的视点，这对于拓宽对来访者理解的思路无疑是极为重要的。由于临床经验少，新手治疗师还没有具备理解个案的重要的视点,在这个意义上说光凭治疗师聚焦是不够的。

伊藤(2006)认为,从上述经验出发,今后要思考的课题是:督导和治疗师聚焦在什么样的个案、什么样的情况下两者都有效?两者都必要?哪一边应该作为重点?关于这些问题,笔者也抱有同样的课题意识。

然而,在治疗师聚焦上再加上督导视点的场合,就像第八章第4节所述,存在着倾听者角色与督导角色混同的风险。所以,在充分积累了治疗师聚焦倾听者经验的基础上,必须要明确地做出区别——自己是作为倾听者在进行应答,还是从督导的视点出发与聚焦者即治疗师在进行交流。

而且,实施方式也需要讲究。必须研究与上述在治疗师聚焦中导入督导视点方式不同的其他做法,在组合方式中将督导和治疗师聚焦在时间上明确区分开。真澄(2009)报告了他的实践案例,每月进行一次,每次60分钟,共计6次的督导中的后30分钟进行治疗师聚焦。或者也可以将顺序倒过来,先进行治疗师聚焦,在体味整理了治疗师自身的感觉之后,以此为素材再来进行督导。已经有以这样的方式在游戏治疗的督导中导入了聚焦的实践案例报告(村山,1984)。

此外,在持续的督导面询中,如果治疗师希望"这次想体味一下自己的感觉",也可以考虑插入治疗师聚焦。笔者现在正在实施这样两者结合的方式。什么样的实施方式对于什么样的治疗师有意义,这有待于今后通过实践来探索。

（3）新手治疗师接近来访者体验的机会

池见、河田(2006)与一名临床经验尚浅的治疗师实施了8次面询及2次回顾面询,报告了他们进行治疗师聚焦的经过和他们的研究。

他们在报告中也提到，"即便不是督导者，对于新手治疗师困惑的问题还是须要给予具体的建议""作为临床的前辈给予了治疗师指导性的建议"。

而且，池见、河田（2006）还报告，通过研究聚焦者在各次面询后写下的印象或者感想，了解到了新手治疗师得到治疗师聚焦的机会，通过扮演来访者来进行体验，品味心理治疗的"芳香"，这进而有助于他们个人的成长。

报告中说，通过体验本方法，聚焦者品味到的心理治疗的"芳香"的例子有很多。如倾听者关注聚焦者自身思考的姿态、提议而非命令的姿态、聚焦者受到倾听者尊重的感觉、被认真细致地倾听的感觉、"作为一个个人的存在被接纳、被尊重的体验"。所有参与者的感想都明确地表示聚焦者自身的感觉（身体的感觉）更加地开放了。正如感想中所写的"自己变得可爱……生活也变得轻松了"。治疗师聚焦具有充分的疗愈效果。

从这样的报告和论述来看，治疗师聚焦对于新手治疗师也是经验近似于来访者体验的机会。虽然作为治疗师积累经验的一环，模拟实习咨询（鑪，1977）等体验式学习一直受到重视，但是在实习中扮演来访者的实习生必须要表露和处理自身情感体验的内容。与此相比较，本方法不需要涉及个人的内容就能够将治疗师的体验转化为素材。

这算不算本方法的一个优点还要看各人的感觉和需要。不过我们可以认为，在与倾听者一对一关系的基础上，体味自己感觉的治疗师聚焦对于新手治疗师来说是获得有意义的经验的机会，可以通过被他人倾听、接纳来增进自我体味和自我理解。

2. 适用于治疗师以外的职业助人者

治疗师聚焦是为治疗师开发的心理聚焦方法。但是主体感觉消减的体验不仅是从事心理治疗的治疗师，而且是职业助人者全体都可能发生的危机状况。

这里所说的职业助人者，除了治疗师以外，还有教师、护士、医生、护工、护理士、保育员等，是与受助者建立直接的人际关系，从事包括心理层面在内的援助对方的职业的人们的统称。职业助人者都是在职业责任的基础上经营着与受助者直接的人际关系。

职业助人者与对方进行着直接的交流，会受到各种各样心理波澜的波及。但是对这些又不能感情用事地直接反应，必须要将这些情感在自己内部消化，在此基础上还必须要以援助对方的姿态（教师要以教育的姿态、护士或医生要以医疗上最妥善的姿态）来应对。

然而，自己内部的情感波澜如果自己不能整理和消化，让这种不健康的状况长此以往的话，自己内心的容器就会被塞得满满的，到了"再也装不下了"的状态。这样一来，即便受助者发出了信息自己在情绪上也不能接纳，只能机械式地应付、事务性地处理了，或者会以作为助人者来说欠妥的个人情感来反应。这些不得不说是职业助人者职业上人际关系的困境。

对于抱有如此职业风险的职业助人者来说，从容地回顾和品尝自身对各个受助者或者对职场整体的感受，对这些感受进行整理和体味是非常重要的作业。这可以使留在自己内心容器中的蓄积物得以消化，恢复功能以接纳新的刺激。笔者以为，本书所提倡的"治疗师聚焦"不仅对治疗师而且对职业助人者全体都是必须且有效的。

像这样,"治疗师聚焦"方法的对象不是仅仅停留在治疗师上,还有扩大适用范围成为"职业助人者的聚焦"的必然性。这个方法是为治疗师的自我关怀而开发的,而从根本上来说,也是职业助人者共通的回避职业风险的方法。

当然,职业助人者全体有着共通的心理,另一方面,各种职业又有着各自文化和社会的背景。在教师的体验里有着教师固有的心理,在护士的体验里有着护士固有的心理(落合,2009)。要将聚焦运用到治疗师以外的职业领域中去,就须要开发适合其固有的背景及其心理的方法。

现在已经有研究者以护士为对象通过实施治疗师聚焦来进行研究(牛尾,2009)。今后,作为自我关怀的手段,针对各种各样的职业助人者,有必要开发应用聚焦的方法并对其效果和意义进行研究。

第十二章
治疗师的生涯发展，开发本方法的心理契机及其他

本书到现在为止，以各类案例的形式介绍了治疗师聚焦。在这一章里，作为总结，笔者要扩展视野，以治疗师终身发展的观点，来谈一下如何面对治疗师后半生的课题。

治疗师前半生的课题，是在从事心理治疗的同时巩固自身作为治疗师的身份。之后，虽然也是一边积累临床经验一边确立自己的身份，但是治疗师人生的后半部分会迎来与前半生不同的课题，并不是说确立了治疗师的职业身份、能够自立，就万事大吉了。

治疗师的后半生会遇到各种各样的课题，需要与自己的内心进行对话。第一章已经讲到在持续从事治疗师工作的过程中必须要时常面对自身的情感体验。作为治疗师，这是贯穿整个职业生涯的重要事项。

笔者自己也是在进行这样的内部作业的过程中开发出治疗师聚焦的方法的。本章想介绍一下笔者在那个时期遇到的各种各样的课题、应对这些课题的方法以及笔者开发治疗师聚焦的心理契机。

因为本章介绍的是笔者自身个人的经验，不知道这些究竟能够一般化到什么程度，如果其中有能供读者参考的部分那就属万幸了。

1. 治疗师的熟练与来访者感受的接受、接纳

治疗师经过基本的训练后，随着许多心理治疗面询实践的积累和经验年数的增加会熟练或成熟起来。这是不错的、确切的。但是，资历经验的增长果真就意味着会直线式地使得临床治疗师更加优秀（对于来访者来说更加有效）吗？当笔者回顾自己走过的路，觉得仅以这样的观点来看治疗师熟练的过程好像不够全面。

我们来比较一下，一个来访者与一个二十几岁的治疗师相处，和与一个五十几岁的治疗师相处会有什么不同。

二十几岁的治疗师由于缺乏临床经验，或许会有冒失或者理解不完全的地方。但是如果来访者感受到他的直率，觉得他是在老老实实地倾听和接纳自己说的话，这种相处方法也会产生很大的助人力量。

另一方面，五十多岁的治疗师由于积累了丰富的临床经验，在某种程度上会有预见性，对来访者能找到抓住要点的应对方法。因此，相比较二十几岁的治疗师，更能够想出办法来应对各种来访者。不过，对于治疗师胸有成竹的姿态，从来访者的角度来看，或许在什么地方会有疏远的距离感。抓住要点的谈话也许会给来访者一个印象，好像自己在被技术性地对付了一番，而不是在被淳朴坦诚地接纳。

新老治疗师这两者的不同应当如何来看呢？笔者认为，比较治疗师两者谁优谁劣的视点是不全面的。积累和运用临床经验确实能增强临床专家的力量。但是从来访者的角度来看，可以看到与新老治疗师两者优劣问题不同的另一个层面。

从治疗师方面来说，从积累的临床经验中学习，努力成为成熟

的临床专家，也就是说治疗师将自己认作是应该成长的存在，应该不断地为此而修炼。但是从来访者方面来说，"年轻的医生""如哥哥（姐姐）般的存在"对于他们有着固有的魅力。这与经验丰富的"老练的医生""如叔伯（阿姨）般的存在"所感觉的味道是不一样的。这种不同不是孰优孰劣，而是质的区别。

笔者想说的是，临床经验少的新手治疗师也好，临床经验丰富的资深治疗师也好，在来访者面前都处于同等的立场。虽然有质的差别，但是难分优劣。这里只有一个问题：现在的自己能不能真的对对方有用？

所以，二十几岁、三十几岁的，有那个年龄段与来访者交往的方法，而五十几岁的治疗师需要去摸索和发现不同的交往方法。随着年岁的增长必须不断地探求。无论积累了多少经验，心理治疗工作也不会比以前更容易更轻松。具有性别、年龄及相应经验背景的"现在的我"与"现在在眼前的来访者"相会，双方便开始努力地相处交往。

心理治疗工作就是这样，即使积累了经验年资也要持续地摸索和探求。根据以前的经验也许能掌握探索的方法，但这并不代表探索本身。也许有的治疗师会对这种工作的难度感到苦恼，但是如果反过来看，这也是永远不会令人厌烦、永远需要修炼的工作。要长期持续这种工作，我们必须这样地看待和理解。

2. 治疗师后半生的人生课题

和上述相连，在治疗师人生的后半期，会遇到各种各样的课题。在这里想谈三个课题。

第一个是职场的运营和管理工作会逐步增加。作为职场中的职业人来说，这是很重要的工作。在所在的职场，随着年资的增长，逐渐地会被要求参与重要的个案，代表治疗师的立场发表意见，提出建议，会得到担任重要职位的机会来协调和改善治疗师的职场环境。不过，一旦为这些业务忙得不可开交，与来访者直接接触的时间就少了。说不定会渐渐地疏离紧要的治疗师工作。一边要接受与年资相应的运营和管理工作，一边要继续治疗师的修炼，这是非常困难的课题。

第二个是由年龄增加带来的精力和体力的逐渐衰退。心理治疗工作除了游戏治疗以外一般不大需要用到体力，所以人们也许会认为体力的衰退不会成为特别大的问题。但是心理治疗是要求长时间集中注意力的工作。在面询的场合，须要始终把注意力放在来自来访者的语言、态度、氛围上，这样的集中中途不能中断。所以，要持续这种工作，充分的精力和体力是必需的。许多治疗师在用大部分工作时间做了面询后，不是都有相当的消耗感么？在抱病或者身体疼痛等情况下，更是对来访者难以集中注意了。在精力和体力随着年龄衰退的时期，要保持治疗师的力量并非易事。

第三个是随着社会地位的确立而来的松懈。这也是非常不易对付的劲敌。随着年资增长，会越来越被赋予社会上的立场和地位，越来越受到周围人们相应的敬意和关照，而越来越难以感受到年轻时候的紧张感。年轻的时候，是带着不安和紧张感在工作的，自己究竟能不能做好这份工作呀，能不能靠心理治疗这个职业维持生计呀？而随着年龄的增长，受到了某种程度的认可，地位和立场都得到了保证之后，紧张自然地放松了下来。这样的松懈会使人感到心情不错，但又似乎产生了不能安心的奇妙的不完全感、目标意识淡薄看不清前方的浑浊感，以及日子一天天过去但总觉得在什么地方缺了点什么似的空虚感。反过来说就是，自己内部的不安和紧张比以前减少了，而对此又产生了不安和焦虑。处于这个时期的治疗师，必须要直面自身内部产生的状况，寻找自己前进的下一步。

以上介绍的是笔者自身经验到的三个人生的课题。如果不能很好地面对这些课题，随波逐流，被这些问题所具有的力量裹挟而行的话，恐怕治疗师的力量会急速地消减，之前自己努力摸索前进的道路上会杂草丛生，弄得不好的话，说不定向前、向后的道路自己都会迷失，结果进退两难地待在杂草丛中。

3. 确保临床实践机会的重要性

上一节谈到，在进入治疗师人生的后半期，与来访者直接交往的时间少了，会产生逐渐离开心理治疗工作的情况。到了这个时期，担任的来访数量会减少。这虽然难以避免，但是即便在这样的状况下，我们治疗师也必须尽可能地去确保临床实践的机会。很多老治疗师都会有这样的实感。这是为什么呢？为什么临床实践的机会不可缺少呢？让我们来思考一下。

这里我们把心理治疗中治疗师必须具有的两种视线叫作"蚂蚁的视线"和"鸟的视线"，来探讨一下吧。

所谓"蚂蚁的视线"，是像蚂蚁一样在视野不良的地面一边爬一边探索，以期发现心理治疗思路的视线。治疗师随波逐浪，顺着来访者每次的发言、心理活动以及情况变化起伏来探索前行的方向。根据意外的来访者的言行，对于之前的假设进行修正以加深理解也是常有的事。这种状况有点像蚂蚁在视野不良的地方前行，被眼前的石头或枯叶挡住了视线看不清前方。治疗师要在难以看清前方的情况下发现途径，预测下一步，据此对对方进行工作，然后观察对方对此的反应，预测再下一步，如此反复地作业。

与此对应，所谓"鸟的视线"是像鸟一样俯瞰、巡视心理治疗的经过和临床上的问题的视线。这是居高临下的视线，不太受眼前的小石头和枯叶等的影响，可以说是审视整体图像以期抓住重点的视线。这种"鸟的视线"是在用"蚂蚁的视线"反复对来访者进行交往探索后逐渐在治疗师内部清晰起来的东西。起初模糊的来访者形象渐渐地鲜明起来，个案的图像浮现出来，对上了焦点，"理解这个来访者的关键好像觉得是在这个地方"。但是对上焦点的个案图像至多不过是一种假设，应带着这个假设再来反复进行探索和交流，也许需要再次对假设进行修正。

笔者在开始积累治疗师临床经验之初，往往只会用蚂蚁的视线来与来访者交流，难以根据鸟的视线来描绘个案的整体图像。通过督导和内部研讨会等获得了指导，好歹总算确保了鸟的视线。被眼前的东西所摆布，始终只有蚂蚁的视线，可以说是临床经验尚浅的治疗师表现出来的共同倾向。

在心理治疗工作中，以蚂蚁的视线（地上的视线）为基础来获得鸟的视线（空中的视线），再用获得的鸟的视线放到地面来进行探索，两种视线的往复运动是很重要的。往来于地上和空中，反复地进行假设和验证。

那么，资深治疗师处在什么样的状况呢？随着临床经验的积累和指导职责的增加，进入了这个时期，上述两种视线中，用鸟的视线来进行的工作增加了。论文的执笔等就不用说了，为其他治疗师担任的个案发表意见、进行督导等也是以鸟的视线为主。与自己担任的进行中的个案相比，资深治疗师常常会感觉审视和把握其他治疗师担任个案的整体图像似乎要容易得多。

然而，一旦临床的机会减少，用鸟的视线进行的工作增加，在不经意间，越来越习惯鸟的视线，也越来越难以亲自用蚂蚁的视线来探索了。本来在心理治疗中，鸟的视线是在用蚂蚁的视线与来访者反复交往的过程中产生出来的东西。不经过蚂蚁的视线只使用鸟的视线的作业，这与治疗师应有的状态在根本上是不同的。因此，这种状态会使治疗师窒息。用蚂蚁的视线与来访者交流，这对于治疗师来说有如呼吸，不这样就难以维持治疗师的感觉。

这样来看，这个时期的治疗师所处的状况是非常严峻的。或许可以说治疗师的后半生的道路与前半生意味不同但依然险峻。当然，这个时期的治疗师逐渐远离实际工作，也可以进行人生设计，运用治疗师的经验向别的方向转换自己的身份，考虑在什么时候结束治疗师的职业生涯。但是，只要自己的身份还是治疗师，就必须要一直确保临床实践的机会。这个时期，是自己职业生涯中相当大的岔路口，要同时面对外部环境的期待和自身内部的欲求两个方面，而每个人必须要找到各自的前进方向。

4. 从体会着手面对自己

那么应该如何来应对治疗师后半生的危机呢？大致的思路大概就是各人要找到适合自己的东西。第一章也曾谈过，我们治疗师不仅对来访者的心要发挥我们的专业性，对于如何来处理我们自己心，我们同样也要发挥自己的专业特长。

在这里要谈一下笔者自身为了应对这种危机的思路，因为这结果成了笔者开发治疗师聚焦的契机。

聚焦对于笔者来说不仅是对来访者进行心理治疗的方法，更是面对自己、与自己相处的方法。也许把聚焦称作方法并不贴切，其实并不是把聚焦作为一种与平常不同的特别的方法来使用，而是在聚焦中掌握的感觉方法已经成了习惯，在面对自己的时候自然而然地也如此地感觉起来了。

笔者自己在处于本章第2节和第3节所表述的治疗师后半生内外交困的危机状态时，以聚焦感觉法不断反复地感受自己内部不愉快的沉重、倦怠、浑浊的感觉。这是一种对自己既焦虑又愤怒的黏性的体会。笔者与此进行了无休止的对话。有时候自己感觉的东西难以用文字表现，索性感觉到什么就在笔记本上胡乱涂鸦。有时候也试着画个图画想让心情好些。就这样笔者持续进行了1~2年左右的内部工作。在不知不觉之间，内部的焦躁感、黏性的令人不快的沉重感消退了。

在这样的危机状态中，笔者获得了治疗师聚焦的灵感。忽然一个联想，这个念头浮现了。在自己内部一边体味一边使其成长丰富，开发出了具体的技术程序。然后通过几位治疗师的试行，在研究了其结果后，确认了这种方法的有效性和意义。本方法就是这样产生的。

在开发这个方法，确认对治疗师的确有效的作业过程中，笔者的元气和热情渐渐地恢复过来了。用简德林式的话来解释，这是通过不断感触体会，产生了发现体会内含的下一步的过程。

如果这样地来回顾，治疗师聚焦的方法是以笔者在治疗师的危机时刻自己进行内部作业的产物为原型的。因为所谓"治疗师通过感触自身内部的体会来体味和整理自己的内心"的治疗师聚焦的主题，正是当初笔者自己的主题。

应对自己的内部，发现自己下一步应走的路，各个治疗师要按各自独自的姿态和方法来进行。笔者在这里所谈的只是自己历程的缘由。各人所处的外部状况和内部条件各不相同，需要持续认真细致地与自己的体会进行对话才能寻找到下面的一步。

*本章的第2节和第3节是根据在"第2届年资临床心理治疗师研修会"(日本临床心理治疗师协会研修委员会主办2009年)的交流板上以"思考临床心理治疗师的生涯发展"为题的部分发言内容重新改写的。

参考文献

天羽和子（2005）子どもとフォーカシング．伊藤義美編著『フォーカシングの展開』，ナカニシヤ出版，203-216．

馬場禮子（2001）スーパーヴァイザーとスーパーヴァイジーの相互関係．鑪幹八郎・滝口俊子編著『スーパーヴィジョンを考える』，誠信書房，42-51．

近田輝行（1995）カウンセラーがフォーカシングを学ぶことの意味．村瀬孝雄・日笠摩子・近田輝行・阿世賀浩一郎著『フォーカシング事始め——こころとからだにきく方法』，215-230，日本・精神技術研究所．

近田輝行（2009）フォーカシング指向心理療法の基礎概念——体識と対人的相互作用．諸富祥彦編著『フォーカシングの原点と臨床的展開』，岩崎学術出版社，149-188．

Cornell, A. W. (1994) *The Focusing Student Manual, Third Edition.* Focusing Resources.（村瀬孝雄監訳　大澤美枝子訳『フォーカシング入門マニュアル　第3版』，金剛出版，1996）

Cornell, A. W. & McGavin, B. (2002) *The Focusing Student's and Companion's Manual.* Calluna Press.（大澤美枝子・上村英生訳『フォーカシング・ニューマニュアル——フォーカシングを学ぶ人とコンパニオンのために』，コスモス・ライブラリー，2005）

Coster, J. and Schwebel, M. (1997) Well-functioning in professional psychologists. *Professional Psychology, Research and Practice*, 28(1), 5-13.（大井妙子・北野祥子・村上博志・瓜生樹実子・吉良安之訳　心理臨床家として十分に機能すること．九州大学総合臨床心理センター紀要，1, 235-247, 2009）

藤嶽大安・渡邊邦子・森尾邦江・阿世賀浩一郎（2005）フォーカサーとリスナーの間の共感的な理解を連続的に照合するグループ・フォーカシングの試み——藤嶽法第2法（CT-MRI法）．日本人間性心理学会第24回大会プログラム・発表論文集，71-72．

Fukumori, H. & Kira, Y. (2006) The possibilities of focusing for therapists. *International Congress of Psychotherapy in Japan*（国際サイコセラピー会議イン・ジャパン），Tokyo．

Gendlin, E. T. (1961) Experiencing: a variable in the process of therapeutic change. *American Journal of Psychotherapy*, 15, 233-245.（村瀬孝雄訳　体験過程——治療による変化における一変数．『体験過程と心理療法』，ナツメ社，19-38, 1981）

Gendlin, E. T. (1964) A theory of personality change. In Worchel, P. & Byrne, D. (Eds.) *Personality Change*. John Wiley, 100-148. (村瀬孝雄訳　人格変化の一理論.『体験過程と心理療法』, ナツメ社, 39-157, 1981；村瀬孝雄・池見陽訳　人格変化の一理論. E. ジェンドリン・池見陽著『セラピープロセスの小さな一歩——フォーカシングからの人間理解』, 金剛出版, 165-231, 1999)

Gendlin, E. T. (1968) The experiential response. In Hammer, E. (Ed.) *Use of Interpretation in Treatment*. Grune & Stratton, 208-227.

Gendlin, E. T. (1981) *Focusing, 2nd ed*. Bantam Books, New York. (村山正治・都留春夫・村瀬孝雄訳『フォーカシング』, 福村出版, 1982)

Gendlin, E. T. (1986) *Let Your Body Interpret Your Dreams*. Chiron Publications. (村山正治訳『夢とフォーカシング——からだによる夢解釈』, 福村出版, 1988)

Gendlin, E. T. (1996) *Focusing-Oriented Psychotherapy: A Manual of Experiential Method*. The Guilford Press. (村瀬孝雄・池見陽・日笠摩子監訳『フォーカシング指向心理療法（上）（下）』, 金剛出版, 1998/1999)

Gendlin, E. T. (2004) Introduction to Thinking At the Edge. *The Folio*, 19(1), The Focusing Institute.

池見陽 (1984) フォーカシングの理論的枠組. 村山正治・増井武士・池見陽・大田民雄・吉良安之・茂田みちえ著『フォーカシングの理論と実際』, 福村出版, 20-24.

池見陽・河田悦子 (2006) 臨床経験が浅いセラピストとのセラピスト・フォーカシング事例——トレーニング・セラピーの要素を含むセラピスト援助の方法について. 心理相談研究（神戸女学院大学大学院人間科学研究科心理相談室紀要）, 7, 3-13.

池見陽・矢野キエ・辰巳朋子・三宅麻希・中垣美知代 (2006) ケース理解のためのセラピスト・フォーカシング——あるセッション記録からの考察. ヒューマンサイエンス（神戸女学院大学人間科学研究科紀要）, 9, 1-13.

井上澄子 (2001) 心理療法の質を高めるフォーカシング. 伊藤研一・阿世賀浩一郎編『現代のエスプリ410　治療者にとってのフォーカシング』, 至文堂, 184-193.

伊藤研一 (1999) カウンセリング訓練に求められる要素の考察——フォーカシングで劇的な変化が生じた一大学院生の事例から. 人間性心理学研究, 17(2), 187-197.

伊藤研一 (2006) 試行カウンセリングのケースに適用したセラピスト・フォーカシング. 学習院大学文学部研究年報, 53, 209-228.

伊藤研一・山中扶佐子 (2005) セラピスト・フォーカシングの過程と効果. 人文（学習院大学人文科学研究所）, 4, 165-176.

Jaison, B. (2007) *Integrating Experiential and Brief Therapy: How To Do Deep Therapy-Briefly and How To Do Brief Therapy-Deeply: A Guide for Therapists, Counselors and Clients, Second Edition*. National Library of Canada. (日笠摩子監訳　久羽康・堀尾直美・酒井茂樹・橋本薫訳『解決指向フォーカシング療法——深いセラピーを短く・

短いセラピーを深く』,金剛出版,2009)

金沢吉展・岩壁茂(2006)心理臨床家の専門家としての発達,および,職業的ストレスへの対処について——文献研究.明治学院大学心理学部付属研究所紀要,4,57-73.

吉良安之(1986)フォーカシングの方法.前田重治編『カウンセリング入門——カウンセラーへの道』,有斐閣,220-232.

吉良安之(2002a)フォーカシングを用いたセラピスト自身の体験の吟味——「セラピストフォーカシング法」の検討.心理臨床学研究,20(2),97-107.

吉良安之(2002b)『主体感覚とその賦活化——体験過程療法からの出発と展開』,九州大学出版会.

吉良安之(2002c)主体感覚論からセラピストフォーカシングへ.村山正治・藤中隆久編『クライエント中心療法と体験過程療法——私と実践との対話』,ナカニシヤ出版,202-214.

吉良安之(2003)対人援助職を援助する——セラピストフォーカシング.村山正治編『現代のエスプリ別冊 ロジャース学派の現在』,至文堂,184-192.

Kira, Y. (2003) Focusing for therapists. *15th International Focusing Conference*, Pforzheim, Germany.

吉良安之(2005)セラピスト・フォーカシング.伊藤義美編著『フォーカシングの展開』,ナカニシヤ出版,49-61.

吉良安之(2009)日々の臨床実践の土台としてのフォーカシング.諸富祥彦編著『フォーカシングの原点と臨床的展開』,岩崎学術出版社,189-228.

Kira, Y. (2009) The significance of focusing for therapist: Therapist Focusing. *Focusing-Oriented Psychotherapies: First World Conference*. Stony Point, New York.

吉良安之・田村隆一・岩重七重・大石英史・村山正治(1992)体験過程レベルの変化に影響を及ぼすセラピストの応答——ロジャースのグロリアとの面接の分析から.人間性心理学研究,10(1),77-90.

吉良安之・大桐あずさ(2002)セラピストフォーカシングの1事例——セラピストとしての自分の体験へのフォーカシング.学生相談(九州大学学生生活・修学相談室紀要),4,26-37.

吉良安之・兒山志保美(2005)セラピスト体験の自己吟味過程——セラピスト・フォーカシングの1セッション.学生相談(九州大学学生生活・修学相談室紀要),7,55-65.

吉良安之・白石恵子(2008)フェルトセンスを手掛かりにした臨床現場での心理士としての立ち位置の吟味——セラピスト・フォーカシングの役立て方.学生相談(九州大学学生生活・修学相談室紀要),10,76-85.

Klein, J. (2001) *Interactive Focusing Therapy: Healing Relationship*. Evanston.(諸富祥

彦監訳　前田満寿美訳『インタラクティヴ・フォーカシング・セラピー――カウンセラーの力量アップのために』，誠信書房，2005）

Klein, M. H., Mathieu, P. L., Gendlin, E. T. & Kiesler, D. J. (1970) *The Experiencing Scale : A Research and Training Manual (Vol. 1).* Wisconsin Psychiatric Institute.

倉戸ヨシヤ（1989）ゲシュタルト療法．河合隼雄・水島恵一・村瀬孝雄編集『臨床心理学大系第9巻　心理療法3』，金子書房，123-145．

Madison, G. (2001) Focusing, intersubjectivity, and "therapeutic intersubjectivity". *Review of Existential Psychology and Psychiatry,* 26, 3-16.

Madison, G. (2004) Focusing-oriented supervision. In Tudor, K. & Worrall, M. (Eds.) *Freedom to Practise : Person-centered Approaches to Supervision.* PCCS Books, 133-151.

丸田俊彦・森さち子（2006）『間主観性の軌跡――治療プロセス理論と症例のアーティキュレーション』，岩崎学術出版社．

増井武士（1994）『治療関係における「間」の活用――患者の体験に視座を据えた治療論』，星和書店．

真澄　徹（2009）初心心理臨床家におけるセラピスト・フォーカシングの意味．人文（学習院大学人文科学研究所），8，129-148．

McEvenue, K. (2002) *Dancing the Path of the Mystic.* Self-published monograph.（土井晶子著・訳『ホールボディ・フォーカシング――アレクサンダー・テクニークとフォーカシングの出会い』，コスモス・ライブラリー，2004）

三宅麻希・松岡成行（2007）セラピスト・フォーカシングにおけるケース理解の体験過程様式――対人援助職とのフォーカシング・パートナーシップの1セッションからの考察．関西大学文学部心理学論集，1，59-71．

諸富祥彦（2009）フォーカシングの原点――その哲学の基本的特質及びロジャーズとの関係．諸富祥彦編著『フォーカシングの原点と臨床的展開』，岩崎学術出版社，3-41．

村里忠之（2005）「TAE: Thinking At the Edge（辺縁で考える）」あるいは「未だ言葉の欠けるところ Wo noch Worte fehlen」．伊藤義美編著『フォーカシングの展開』，ナカニシヤ出版，33-47．

村瀬孝雄（1981）本書理解のために――新版序文にかえて．ジェンドリン著　村瀬孝雄訳『体験過程と心理療法』，ナツメ社，xiii-xxvi．

村山正治（1984）プレイセラピストの訓練にフォーカシングを適用した1事例．日本心理学会第48回大会発表論文集，788．

Neufeldt, S. A. (1999) *Supervision Strategies for the First Practicum, 2nd ed.* American Counseling Association.（中澤次郎監訳　澤田富雄・寺田正美・林潔・宮城まり子・米岡清四郎・工藤裕美共訳『スーパービジョンの技法――カウンセラーの専門性を高めるために』，培風館，2003）

西園昌久（1994）スーパービジョン論．精神療法，20(1)，3-10．

新田泰生 (2004) グループ・フォーカシングに関する事例研究. 桜美林論集, 31, 137-152.

落合美貴子 (2009)『バーンアウトのエスノグラフィー——教師・精神科看護師の疲弊』, ミネルヴァ書房.

小此木啓吾 (2001) スーパーヴィジョン——精神分析の立場から. 鑪幹八郎・滝口俊子編著『スーパーヴィジョンを考える』, 誠信書房, 13-41.

Racker, H. (1968) *Transference and Countertransference*. Hogarth Press.（坂口信貴訳『転移と逆転移』, 岩崎学術出版社, 1982）

Rappaport, L. (2009) *Focusing-Oriented Art Therapy : Accessing the Body's Wisdom and Creative Intelligence*. Jessica Kingsley Publishers.（池見陽・三宅麻希監訳『フォーカシング指向アートセラピー——からだの知恵と創造性が出会うとき』, 誠信書房, 2009）

Rogers, C. (1957) The necessary and sufficient conditions of therapeutic personality change. *Journal of Consulting Psychology*, 21(2), 95-103.（伊東博訳 セラピーにおけるパーソナリティ変化の必要にして十分な条件. 伊東博・村山正治監訳『ロジャーズ選集 (上) ——カウンセラーなら一度は読んでおきたい厳選33論文』, 265-285, 誠信書房, 2001）

白石恵子・吉良安之 (2005) セラピストフォーカシングの有用性に関する一考察——がん患者の心理面接の事例を通して. 日本人間性心理学会第24回大会プログラム・発表論文集, 131-132.

Spillius, E. (Ed.) (1988) *Melanie Klein Today, Volume I*. Routledge.（松木邦裕監訳『メラニー・クライン トゥデイ①——精神病者の分析と投影同一化』, 岩崎学術出版社, 1993）

鑪幹八郎 (1977)『試行カウンセリング』, 誠信書房.

徳田完二 (2009)『収納イメージ法——心におさめる心理療法』, 創元社.

得丸さと子 (2008)『TAEによる文章表現ワークブック——エッセイ, 自己PR, 小論文, 研究レポート……. 人に伝わる自分の言葉をつかむ25ステップ』, 図書文化.

土江庄司 (2005) グループ・フォーカシングの研究. 日本人間性心理学会第24回大会プログラム・発表論文集, 157-158.

土江正司 (2008)『こころの天気を感じてごらん——子どもと親と先生に贈るフォーカシングと「甘え」の本』, コスモス・ライブラリー.

牛尾幸世 (2009) 緩和ケアに携わる看護師に対する心理的援助——セラピスト・フォーカシングを活用した看護師の感情体験を支える方法の試み. 福岡大学大学院人文科学研究科教育・臨床心理専攻平成20年度修士論文.

Winnicott, D. (1986) *Holding and Interpretation : Fragment of an Analysis*. Hogarth Press.（北山修監訳『抱えることと解釈——精神分析治療の記録』, 岩崎学術出版社, 1989）

附录

治疗师聚焦带来的东西

——敲一下不发挥功能的体验过程[1]

作者：矢野 皈依·日本大阪基督教教短期大学

中文译者：李 明

关键词：治疗师聚焦、体验过程、互动

I 前言

治疗师聚焦法是吉良（2002）开发的激活治疗师主体感觉的方法。近年来这种方法显示出有更进一步应用的可能性（吉良，2010）。即使在本学会的发表中也有通过聚焦者体验的研究（堀尾，2008）、对助人工作者的应用（平野，2008）、在治疗师团体中的应用（樱本，2010）等的报告。从"互动在先"（interaction first）（Gendlin, 1997）和体会的丰富性来看，可以说治疗师聚焦的应用打开了新的创造和发展的可能性。

---

[1] 本文原载于日本人本主义心理学会第 31 届大会发表论文集，经日本人本主义心理学会授权转载。

关于治疗师聚焦法，吉良（2010）介绍了进行的程序，也指出了顺着体会推进的意义。笔者也时常在以体会为基础，任其前行的过程中得到种种启示和宝贵的机会。

在本文中，要介绍并探索一个治疗师聚焦的面询。这个面询的来访者A难以把自己感觉到的心情语言化，而且多是从一个框架把握和解释事物。A的体验过程的某个侧面被阻滞，不能发挥功能，可以说是固定的"冻结了的整体"（Gendlin, 1964）。笔者尝试了各种各样的办法，虽然可以看到A开始有了一点变化，但是笔者感受到进展的困难，于是就作为聚焦者进行了治疗师聚焦。在治疗师聚焦的面询中，对于A产生了新的理解，找到了进展的方向性。之后，和A的面询变化了，A开始摸索自己的活法。笔者在本文中要研究探索：在治疗师聚焦中，新颖性是如何产生的，是如何有助于心理治疗面询的变化的。

Ⅱ 治疗师聚焦的一个面询

（" "内表示治疗师聚焦逐字稿中治疗师「聚焦者」的发言。"倾听者"是指治疗师聚焦中的听者。）

笔者（以下以治疗师表示）作为聚焦者进行了治疗师聚焦是在和来访者经过了74次面询之后。虽然被诊断为抑郁症的A的症状看上去平稳，但是感觉对来访者A什么都传达不了，感觉到不合拍。

在治疗师聚焦中，回想起和A交流的场面，感受那种感觉。于是好像有"一下子撞到了什么的感觉"。这是和A之间"有透明的板，扔球扔不到对面。为什么到不了对面，对面过不来呢？"的感觉。治疗师感觉了一会儿后，浮现出了"这个人（A）确实在我眼前说着话，但是好像没在说话一样。自己就像面对着电视机里的人一样"的感觉。这个"面对着电视机里的人"很贴切,对于治疗师来说"真是和电视机里的人在说话的感觉"。而且这个电视机还不是现在薄型的电视机,是过去那种有显像管的厚厚的电视机的意象。感觉显像管的说法更加贴切。惊诧于"面对着电视机里的人"的感觉,倾听者对于在品味电视机中的A的治疗师说了自己浮现出来的联想。这是不是A没有办法从显像管里出来呢?不知道从显像管里出来的办法的这句话在治疗师中开始产生共鸣。治疗师感觉到确实"不是不想出来或者不要出来,而是不知道怎么出来""因为没有办法或者不知道办法,似乎不知道怎么做才好"。倾听者传达过来的话原样不变地成了治疗师的语言,把理解往前推进。

接着治疗师体味了不知道出来办法的A,于是对A的感觉变成了"可怜的感觉"。不是同情,只是有了"可怜的感觉"的奇妙共鸣。这是治疗师对A的新的感觉。

为了把在显像管中的A叫到与治疗师交流的场中来,治疗师决定从下次面询开始要对A传达在聚焦中被治疗师感受到的感觉。

Ⅲ A的变化

74次面询之前的A总是举出许多例子来详细说明发生的事情,没有以在这个场A感受的临场感说话,没有传达出生动的A自身。

治疗师聚焦后,治疗师尽可能把自己感受到的感觉语言化并向A传达。听了A的话,感到不合拍的时候就把这种感觉传达给A。有时候也会说"请稍等一下",治疗师把注意力转向对A的话语的感觉,等待语言出现,把出来的语言一点一点传达给A。渐渐地,A开始关注、感受、表达自己了。而且有一次,治疗师感觉到A确实在治疗师的面前,而不是在显像管中,感觉到了面询的场的沉稳的空气。A不久便回职场工作了。职场的人说A的表情变得柔和了。对自己严厉的A开始宽容自己，能够对原本的自己感觉有几分自信和力量了，对未来有了希望。而且，A开始摸索简单地生活，在日常生活中发现小小的乐趣了。

Ⅳ 研究

1. 在治疗师聚焦中得到的东西

笔者在这次治疗师聚焦中得到的东西有以下5点：

① 对关系的理解。在治疗师和来访者之间有像透明的板那样的东西，虽然彼此在扔着球，但是有球到不了对方那里的不完全感。

② 对来访者的理解。A就好像在显像管中，"不知道出来的办法"。这是非常新鲜的理解。

③ 治疗师新的感觉。面询最后感受到的是"可怜的感觉"。在说"可怜的感觉"时，治疗师感觉好像有些奇妙，同时有什么东西变化了。这在面询结束后明朗起来。这是和之前面询没能相遇的真实的A相遇的瞬间。

④ 今后的方向性。治疗师把当下的感觉进一步语言化并向来访者传达。

⑤ 由倾听者的话得到的进展。使得治疗师的理解进展的是倾听者的话。这是吉良（2010）指出的督导的视点。倾听者"不知道出来的办法"的话与治疗师共鸣，成了治疗师的实感，进一步推进了理解。

2. 今后的方向性

使A的"冻结了的整体"重新发挥功能的途径是在面询的场与

治疗师的互动（Gendlin, 1964）。在本次治疗师面询中，治疗师感触到了自己，将此语言化并向对方传达，这展示了新的互动方式，对于在"显像管中""不知道出来的办法"的A来说，传达治疗师当下的感觉是把A叫回到这个场的方法，换句话说，这是敲一下不发挥功能的体验过程，促进A与治疗师的互动，进而促进A自身的互动。

A对治疗师"感觉到像……"的话最初显露出诧异的表情，但是不知道为什么却以发亮的眼神看着治疗师缓慢地说着不成语言的感觉。这个方法有了效果，A和治疗师在面询的场相遇了，不久A和自己相遇了，A开始摸索新的活法。

传达治疗师的感觉是本次治疗师聚焦特别重要的启示。

参考文献

Gendlin, E. T. (1964) "The Experiential Response." In E.Hammer(Ed.), *Use of Interpretation in treatment*, New York. Grune & Stratton.

Gendlin, E. T. (1997) *A Process Model*. University of Chicago.

桜本洋樹（2010）「セラピスト・フォーカシングのグループ活動からみえてきたこと」日本人間性心理学会第29回大会発表論文集 70-71.

平野智子（2008）「セラピスト・フォーカシングを用いた対人援助職支援の試み：学生ボランティアを対象に」日本人間性心理学会第27回大会発表論文集 92.

堀尾直美（2008）「セラピスト・フォーカシング法の特徴と利点——フォーカサー体験から——」日本人間性心理学会第27回大会発表論文集 110-111.

吉良安之（2002）「フォーカシングを用いたセラピスト自身

の体験の吟味「セラピストフォーカシング法」の検討」『心理臨床学研究』20-2. 97-107.

　吉良安之（2010）『セラピスト・フォーカシング　臨床体験を吟味し心理療法に活かす』　岩崎学術出版社.

后　记

　　恰好在十年前，笔者开始有了治疗师聚焦这个想法，"要想出办法来用聚焦来为治疗师服务"。后来开发出了程序，试行了几位治疗师，感受了他们的反应，将这些归纳为最初的论文是在2002年。

　　从那时起到现在，笔者一边实践这个方法一边在反复进行研究。从2004年起的三年间，以"治疗师聚焦法的开发研究"的课题获得了文部省科学研究补助费（萌芽研究），研究得到了进展。在这项研究中，除了笔者（研究项目代表者）以外，作为分工研究的人员，还有池见阳（关西大学）、伊藤研一（学习院大学）、福留留美（九州大学）、田中健夫（当时在九州大学，现在在山梨英和大学）参加。在这个方法的开发过程中，不仅从聚焦的视点，而且也从其他心理疗法如意象疗法和精神分析的视点来进行研究。

　　在研究中，吉良、池见、伊藤根据各自的想法分别在各地进行实践，每年在福冈进行一次会议来归集研究成果。这个会议除了上述研究者以外，还有以近田辉行（东京女子大学）、村里忠之（帝京平成大学）等为首的对这个方法有兴趣的许多研究者和实践者参加。

　　关于本方法，吉良、池见、伊藤三人的取向性和着重点有着微妙的不同。研究就是在这些不同之中得以进展的。在本书中引用的池见、伊藤两者的研究论文介绍了其研究的成果。我们三人复眼式的视点对于本方法的开发极为有益。

经过这样的经验和研究的积累，笔者为了让广大的临床专家得到亲身体验，开设了工作坊。在福冈地区，以KUAMOTO美穗（唐津市青少年援助中心）为主进行策划，加上福盛英明（九州大学）、森川友子（九州产业大学）以及笔者共计四名讲师，开设了几次工作坊。与此同时，福冈的"九州大学心灵成长治疗室"也每年开设工作坊。

此外，在东京日本心理临床协会第二十八届春季大会工作坊以及聚焦培训师机构主办的工作坊（干事：茂木直子、堀尾直美）上，笔者与高桥宽子（神奈川大学）共同担任了讲师。而且，在东京品川，治疗师聚焦的小规模内部聚会也在持续进行。对于笔者来说，时常参加这个聚会是非常愉快的事。

笔者认为，正是这么多的聚焦研究者和临床专家的实践和交流使得本方法成长成熟起来。本书从之前实践的个案当中挑选了有代表性的案例来进行介绍。这些案例对于笔者来说每一个都是宝贵的经验，每一个都有莫大的启示。衷心感谢这七位治疗师允许笔者公开这些案例。感谢本书中具名的治疗师以及没能具名的治疗师在研究进程中给予的各种各样的激励。

在读了本书之后，对于治疗师聚焦感兴趣，想自己亲自体验一下的读者，建议可以先去参加一些工作坊。然后可以与周围的人结成实践这个方法的伙伴，交替担任聚焦者和倾听者的角色，以此来积累经验。要了解本方法工作坊的举办信息，可以查看日本聚焦协会的网页。如果是本协会的会员，每年有四次简报送达，可以获得更多的信息（入会方法可参阅协会的网页）。另外，如果要了解有关聚焦的国际信息以及研究的动向，可以查看TFI（The Focusing Institute）的网页，其中也有日语的网页，能够获得世界各地开设工作坊的信息以及有关聚焦的主要论文等。以下是这两个网页的网址：

日本聚焦协会：http://www.focusing.jp/

The Focusing Institute: http://www.focusing.org/

建议治疗师以及职业助人者最好先熟悉聚焦的感觉方法、体验方法，然后运用这个方法对自己的职业体验进行回顾和体味。

在本书的出版中，受到了岩崎学术出版社编辑部的布施谷友美的鼎力相助。笔者平日忙于临床业务疏于动笔，给编辑工作带来了不少的麻烦。由于布施谷友美迅速妥善的编辑，使得本书终于得以出版，最后在此表示衷心的感谢。

记于2010年炎夏之末

吉良　安之

上海社会科学院出版社心理类图书目录(部分)

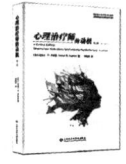

	心理治疗师在治疗你的心理问题? ——不,是你在治疗他。 "你为何而来?"来访者的治疗通常开始于这个问题。那么驱使治疗师选择这一职业的真正动机是什么?请带着疑问与猜想,翻开本书,寻找答案。	**心理治疗师的动机(第二版)** (美)迈克尔·B.萨斯曼 著 李利红 译
	65个咨询技术,总有你想要的! 这是一本由一群心理咨询师共同编写的关于心理咨询技巧的书,每篇中作者都非常清晰地告诉你该如何操作这种技术,该注意些什么。	**最受欢迎的心理咨询技巧(第二版)** (美)霍华德·G.罗森塔尔 著 陈曦 等译
	揭秘"我所欲"。 本书悉心甄选了众多日常生活中的案例,从自我经历谈起,为读者清晰描绘了各种典型的动机行为。通过对情境激励的分析,逐步过渡到经典动机心理学理论。	**动机心理学(第七版)** (德)法尔克·莱茵贝格 著 王晚蕾 译
	用最翔实的案例告诉你,心理的"变态"是如何悄然发生的。 本书是异常心理学研究领域的经典著作,美国300多所院校均采用本书作为教材。任何一个想让自己的未来更加美好、生活更加快乐的人,都应一读本书。	**变态心理学(第九版)** (美)劳伦·B.阿洛伊 约翰·H.雷斯金德 玛格丽特·J.玛诺斯 等著 汤震宇 邱鹤飞 杨茜 等译
	一天最多看一篇,看多容易得精分。——豆瓣书友 本书通过丰富的案例对成人心理疾病的本质进行了生动描述,分析心理疾病是如何影响受精神困扰的人及其周围人的生活。	**成人变态心理案例集** (美)欧文·B.韦纳 主编 张洁兰 王靓 译

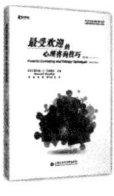

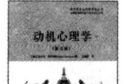

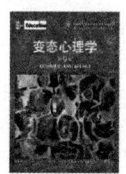

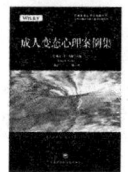

家庭疗法：系统化理论与实践
（英）鲁迪·达洛斯
罗斯·德雷珀 著
戴俊毅 屠筱青 译

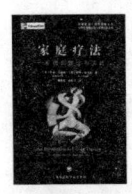

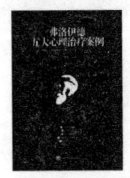

家庭，你最熟悉有时却最陌生的地方，你真的了解吗？

作者全面回顾了20世纪50年代至今系统化理论发展历程中出现的核心概念和思想，囊括了该领域最新的研究和发展，让读者对家庭疗法有了一个全方位的认识。

弗洛伊德五大心理治疗案例
（奥）西格蒙德·弗洛伊德 著
李韵 译

重温精神分析之父弗洛伊德经典之作。

本书精选弗洛伊德笔下的五个最为著名的案例：小汉斯、"鼠人"、"狼人"、施雷伯大法官和少女多拉，细致且精辟的描述和分析展现了精神分析理论和临床的基石。

如何成为心理治疗师：成长的漫漫长路
（英）约翰·卡特 著
胡玫 译

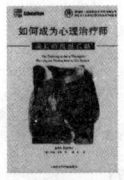

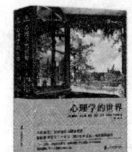

成为一名合格的心理治疗师，你需要越过这些障碍。

作者尝试从心理咨询/治疗学员的"角度"，探索专业的和个人的困难、焦虑、情感困惑和缺陷，帮助学员学会控制和改善这些困难。

心理学的世界（第五版）
（美）塞缪尔·E.伍德
埃伦·格林·伍德
丹妮斯·博伊德 著
陈莉 译

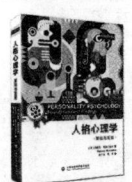

北美地区广受欢迎的心理学导论教材。

本书系统介绍了心理学基本原理，涵盖认知心理学、发展心理学、人格心理学、临床心理学、社会心理学等领域，同时联系实际生活，带领读者走进引人入胜的心理学世界。

人格心理学：基础与发现
（美）玛丽安·米瑟兰迪诺 著
黄子岚 刘昊 译

是性格决定命运，更是人格决定命运。

玛丽安·米瑟兰迪诺女士向读者介绍了人格心理学领域的基础和最新研究成果，向读者娓娓道来个体差异研究及每个人是如何成为这样的人。

如何帮助酒精成瘾者：酒精相关障碍者陪护指南（第二版）
（法）亨利·戈梅兹 著
何素珍 译

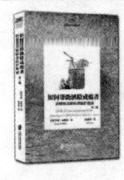

当自己或身边亲人受困于酒精成瘾，该如何找到重获清醒的办法！又该如何找回生活乐趣？本书取材自作者戈梅兹医生同法国酒精病学临床研究与互助协会超过20年的合作实践，向读者展示了一条全新、可行的酒精成瘾治疗道路。

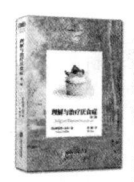

理解与治疗厌食症（第二版）
（法）柯莱特·孔布 著
俞楠 译

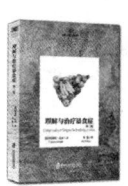

《理解与治疗厌食症》向读者展示了如何带着希望陪伴一种痛苦，而这种痛苦往往在很久之后才能找到意义。事实上，治疗的目的不仅仅在于治愈症状，它首先关注的是这些患者生存困境的变化，让他们可以摆脱被他人控制的恐惧，从而迎接与他人的正常互动，乃至亲密互动与交往。

理解与治疗暴食症（第二版）
（法）柯莱特·孔布 著
华淼 译

《理解与治疗暴食症》解答了暴食症的起源和治疗等主要问题。暴食欲望的起源是什么？这种饮食障碍是怎么发生的，又是怎么迅速发展的？它对精神生命有什么影响？暴食行为似乎是用来保护私密空间的一种方式。暴食症有可能会揭露其他秘密的存在，把我们引向情感以及人类体验的最初起源。

青少年期冒险行为
（法）罗贝尔·库尔图瓦 著
费群蝶 译

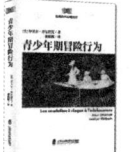

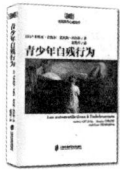

以心理学和社会学视角，重新探究"年少轻狂"

本书立足文化背景和个体成长视角，着重探讨出现在青少年向成人过渡阶段的冒险行为问题，并对病理性冒险行为的预防与诊治给出现实而积极的建议与指导。

青少年期自残行为
（法）卢多维克·吉凯尔里斯·科尔科 著
赵勤华 译

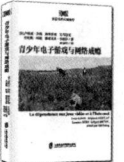

何处磨砺的刻刀，要在少年的身上留下疼痛的徽章？

越来越多的青少年出现自残行为，这些行为的根源往往在于家庭，而不是社会。本书建议以心理治疗结合药物治疗，制定多渠道的完整治疗方案。

青少年电子游戏与网络成瘾
（法）卢西亚·罗莫 等著
葛金玲 译

用正确的方法，带领孩子在游戏与网络中收获快乐与成长。

本书分析了电子游戏与网络本身的特点，从精神病学角度揭示网络成瘾的原因，详细介绍以青少年为主的各类人群的网络成瘾评估方法和治疗方案。

如何帮助自闭症儿童：心理治疗与教育方法（第三版）
（法）玛丽-多米尼克·艾米 著
姜文佳 译

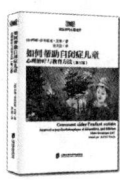

每一个来自星星的弗朗索瓦，都应遇见方法与温情并重的艾米女士。

作者用12年时间潜心为一位自闭症儿童提供咨询、治疗、训练服务，理论结合实践，向读者展示了如何实施治疗、如何与家长合作，从而帮助自闭症儿童发展、成长。

克服忧虑(第二版)

（英）凯文·莫里斯
马克·弗里斯顿 著
扈喜林 译

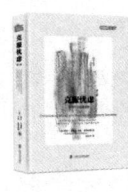

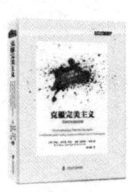

过度忧虑不仅无助于问题的解决，还会影响我们的身体健康、社会功能和整体生活质量，而这又会进一步导致我们更加忧虑。本书系统应用认知行为疗法的技术和理念，带我们深入了解忧虑产生和发展的心理过程，有针对性地制定打破忧虑循环的办法。

克服完美主义

（英）罗兹·沙夫曼
莎拉·伊根
特蕾西·韦德 著
徐正威 译

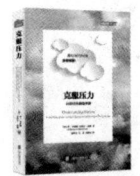

一本系统运用应用认知行疗法帮助深陷消极完美主义的人们走出困境的自助手册。本书内容的精华不在于传授具体方法和技术，而在于帮助读者根据自身特点，打造个性化、系统性的改变计划，并针对改变之旅各个阶段容易出现的问题，给予对应的支持和指导。

克服压力

（英）李·布萝珊
吉莉安·托德 著
信乔乔　王非　吴丽妹 译

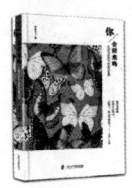

本书运用认知行为疗法的理念和技术，从改变我们对压力的认知和应对方式入手，帮助读者建立了一套系统的训练计划，从根本上改变我们与压力的相处方式。书中的观点不是简单地说教，而是帮助读者在了解自身情况的基础上，建立自己个性化的技巧和策略，并及时进行训练和巩固。

你,会回来吗?
——心理治疗师与你对话生死

黄蘅玉 著

黄蘅玉博士将几十年心理咨询和治疗时的生死自由谈记录在此，希望与大家一起探讨生死难题。该书分三个部分，儿童篇、青年篇、成人篇。生死是所有人迟早会面对的事实，耸立在人生终点的死亡界碑不该是令人焦虑或恐惧的刺激物，而是提示我们要更好地珍惜当下之乐的警示牌。

对话孩子:我在加拿大做心理咨询与治疗

黄蘅玉 著

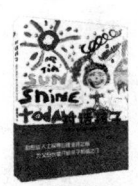

本书记录了黄蘅玉博士在加拿大从事儿童（按加拿大法律，指未满19周岁者）心理治疗工作18年所积累的丰富经验，以生动的个案展示了儿童心理治疗的规范化、人性化、团队化以及儿童特性化的工作方式。

心理辅导个案:示例与启迪

郭正　李文玉清 主编

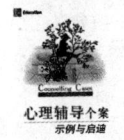

香港教育学院讲师与一线教师、辅导人员和社会工作者携手合作的心血结晶。收录了15个主题下的49例个案，围绕学校、家庭、环境和创伤介绍实用的青少年辅导技巧。

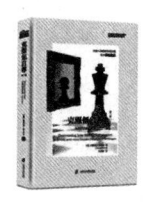

低自尊——我们常常以"不自信""羞怯"等词来称呼它——几乎是所有人的通病。你可以坦然接受这一点,这没什么大不了的。但如果你不堪其扰,试图做点什么的时候,除了开始行动的决心,这本书里能找到你所需要的绝大多数东西。

克服低自尊(第二版)

(英)
梅勒妮·芬内尔　著
聂亚舫　译

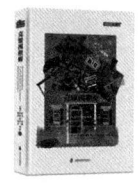

"双十一"你"剁手"了吗?是不是囤了一大堆根本用不到也不想扔的东西?如果是,意味着你也是囤积大军的一员。囤积点东西总能让人感到安全和满足,但要是到了"癖"的程度,就不是那么回事了。这是一本不喊口号,不打鸡血,专注教你如何科学地"断舍离"的自助手册。

克服囤积癖

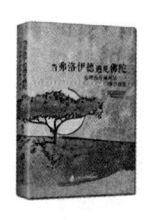

(英)萨万·辛格
玛格丽特·胡珀
科林·琼斯　著
李红果　译

弗洛伊德创立的精神分析是探索人性奥秘,医治心灵创伤的工具。《法华经》中也说,佛是大医王,能医众生之病,救众生之苦。近代西方的先知与远古东方的圣者,他们有什么交集?看完本书,或许你会有一些自己的理解。

当弗洛伊德遇见佛陀:
心理治疗师对话佛学智慧

徐钧　著

图书在版编目（CIP）数据

助人者的自我疗愈：治疗师聚焦／（日）吉良安之著；李明译．— 上海：上海社会科学院出版社，2019
ISBN 978-7-5520-2690-0

Ⅰ.①助… Ⅱ.①吉… ②李… Ⅲ.①心理咨询—医师—心理保健 Ⅳ.①B849.1

中国版本图书馆CIP数据核字（2019）第023250号

THERAPIST FOCUSING by Yasuyuki Kira
Copyright © 2010 by Yasuyuki Kira
All rights reserved.
Original Japanese edition published in by Iwasaki Gakujutsu Shuppansha, Tokyo.

This Simplified Chinese language edition published by arrangement with Iwasaki Gakujutsu Shuppansha, Tokyo in care of Tuttle-Mori Agency, Inc., Tokyo

上海市版权局著作权合同登记号：图字09-2018-771号

助人者的自我疗愈：治疗师聚焦

著　　者：	［日］吉良安之
译　　者：	李　明
责任编辑：	周　霈
封面设计：	夏艺堂
出版发行：	上海社会科学院出版社
	上海顺昌路622号　邮编200025
	电话总机021-63315947　销售热线021-53063735
	http://www.sassp.cn　E-mail: sassp@sassp.cn
排　　版：	南京展望文化发展有限公司
印　　刷：	上海龙腾印务有限公司
开　　本：	890毫米×1240毫米　1/32
印　　张：	6.25
字　　数：	148千
版　　次：	2019年3月第1版　2023年8月第3次印刷

ISBN 978-7-5520-2690-0/B·258　　　　定价：45.00元

版权所有　翻印必究